Reinhardts Gerontologische Reihe
Band 56

Birgit Backes • Matthias Maschke • Uschi Wihr

Sport und Bewegung für Menschen mit Demenz

2. Auflage

Mit einem Vorwort von Sabine Jansen
Mit 15 Stundenbildern und 68 Abbildungen

Mit Online-Zusatzmaterial

Ernst Reinhardt Verlag München

Birgit Backes leitet seit über 10 Jahren Sportgruppen für Menschen mit Demenz im Demenzzentrum Trier e. V.
Prof. Dr. med. *Matthias Maschke*, Facharzt für Neurologie mit der Zusatzweiterbildung Geriatrie und Intensivmedizin, ist Chefarzt der Abteilung Neurologie und -physiologie im Brüderkrankenhaus Trier und 1. Vorsitzender des Demenzzentrums Trier e. V.
Dipl.-Soz.-Päd. *Uschi Wihr*, Fachkrankenschwester und Gerontologin (FH), ist pädagogische Leiterin des Demenzzentrums Trier e. V.

Bibliografische Information der Deutschen Nationalbibliothek
Die Deutsche Nationalbibliothek verzeichnet diese Publikation in der Deutschen Nationalbibliografie; detaillierte bibliografische Daten sind im Internet über <http://dnb.d-nb.de> abrufbar.

ISBN 978-3-497-03213-6 (Print)
ISBN 978-3-497-61763-0 (PDF-E-Book)
ISBN 978-3-497-61764-7 (EPUB)
ISSN 0939-558X
2. Auflage

Printed in EU
Covermotiv und Fotos im Innenteil unter Verwendung von Bildern von Bernd Link, Trier
Satz: Sabine Ufer, Leipzig

Ernst Reinhardt Verlag, Kemnatenstr. 46, D-80639 München
Net: www.reinhardt-verlag.de E-Mail: info@reinhardt-verlag.de

Inhalt

Hinweise zur Verwendung der Icons

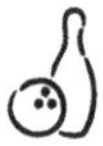 Material

 Aufwärmphase

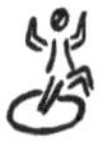 Übung

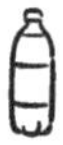 Trinkpause

 Abschluss

Alle Arbeitsblätter finden Sie als Kopiervorlagen im Anhang und als Download unter www.reinhardt-verlag.de/53861_backes_sport_und_bewegung_fuer_menschen_mit_demenz/

Vorwort

Demenz und Sport – dieses Wortpaar wird sicher niemandem zuerst einfallen, wenn man an eine Demenzerkrankung denkt. Denn nach wie vor wird Demenz meist mit Defiziten und Pflegebedarf assoziiert. Insbesondere aus zwei Gründen passen die Worte Demenz und Sport aber doch gut zusammen und es ist aus Sicht der Deutschen Alzheimer Gesellschaft wichtig, sich mit diesem Thema zu beschäftigen:

Studien zeigen, dass Bewegung wichtig sein kann, um das Risiko für eine Demenz zu minimieren. Daneben gibt es Hinweise, dass Bewegung einen positiven Effekt auch bei beginnender Demenz hat. Deshalb ist es gut, Menschen mit Demenz, Angehörige aber auch Multiplikatoren in der Behandlung, Begleitung und Versorgung über diese Zusammenhänge zu informieren und ihnen Wege aufzuzeigen, wie entsprechende Angebote gestaltet werden können.

Zum anderen können die Teilnahme an Bewegungs- und Sportangeboten die soziale Teilhabe von Menschen mit Demenz fördern. Menschen mit Demenz wünschen sich, aktiv zu sein und ihre gewohnten Aktivitäten fortzusetzen. Möglicherweise müssen diese aber ein wenig anders gestaltet sein. Um regelmäßig Spaziergänge machen zu können, braucht es vielleicht eine nette Begleitung oder ein GPS-System, um sich nicht zu verlaufen. Bei Sportangeboten braucht es eine wissende Übungsleitung, die auch bei demenzbedingten Einschränkungen ein ermutigendes Wort und eine helfende Hand hat. Oft herrscht Unsicherheit hinsichtlich des richtigen Umgangs mit Menschen mit Demenz. Deshalb ist ein solches Buch mit ganz praktischen Hinweisen und Vorschlägen ein wichtiger Baustein für mehr Sicherheit im Umgang miteinander.

Aus lokalen Initiativen und Alzheimer-Gesellschaften gibt es viele gute Beispiele, wie Sport und Bewegung Menschen mit Demenz, aber auch ihren Angehörigen Freude machen, Entlastung schaffen und die Demenz in den Hintergrund rücken lassen. Es wird getanzt, als Tandem Rad gefahren, gemeinsame Kanuwanderungen organisiert oder wie in alten Zeiten in den Sportverein gegangen. Diese Angebote können inklusiv sein, d.h. offen für alle mit oder ohne Demenz, oder speziell für Menschen mit Demenz mit und ohne Angehörige geschaffen sein. In jedem Fall braucht es mehr solcher Angebote und Gelegenheiten. Es wäre schön, wenn dieses Buch dazu beitragen könnte.

Berlin im Mai 2018

Sabine Jansen
Geschäftsführerin Deutsche
Alzheimer Gesellschaft e. V.
Selbsthilfe Demenz

1 Einleitung

Von Birgit Backes und Uschi Wihr

Dementielle Erkrankungen zählen mittlerweile zu den größten Volkskrankheiten und stellen die Gesellschaft vor wesentliche Herausforderungen.

DEFINITION

Unter einer **Demenz** versteht man ein Syndrom mit den Merkmalen eines chronisch fortschreitenden Hirnabbaus, der einhergeht mit der Abnahme von Gedächtnisleistung und anderen kognitiven Fähigkeiten wie Orientierungsfähigkeit, Auffassungsgabe, Lernfähigkeit, Sprache und Urteilsvermögen. Infolge dieser Störungen kommt es zu eingeschränkten Alltagsfähigkeiten und oftmals zu besonderen Verhaltensformen wie einer verminderten Affektkontrolle, emotionaler Labilität, einer Reizbarkeit oder einer Apathie. Dabei müssen diese Symptome über einen Zeitraum von mindestens sechs Monaten bestehen (Kopp 2013; DIMDI 2017).

Jede Form dementieller Veränderung hat ihren eigenen Verlauf. Dabei ist eine Möglichkeit, den fortschreitenden Krankheitsverlauf zu verlangsamen, die sportliche Aktivierung (Hauer et al. 2012; Oswald et al. 2006a; Oswald et al. 2006b; Ennen (2008); Eichenseer/Gräßel 2015; Brach et al. 2007).

Zuvor aber ein paar Worte zu der Einrichtung, in welcher der bunte Reigen an Übungen, die im folgenden Praxisteil des Buches zu finden sein werden, entstanden ist: Das Demenzzentrum Trier wurde 2005 im Rahmen eines Modellprojektes des Landes Rheinland-Pfalz auf den Weg gebracht. 2008 fand die Gründung eines eigenständigen Vereins Demenzzentrum e. V. statt (www.demenzzentrumtrier.de, 22.05.2018). Seit 2012 ist der Verein Mitglied der Deutschen Alzheimer Gesellschaft e. V. – Selbsthilfe Demenz. Das Demenzzentrum in Trier ist eine Anlaufstelle für:

- Beratung dementiell erkrankter Menschen und ihrer Angehörigen,
- Bereithaltung und Entwicklung von Entlastungsangeboten,
- Öffentlichkeitsarbeit zum Themenkomplex Demenz,
- Schulungen von Ehrenamtlichen und Fachkräften,
- Entwicklung innovativer Projekte für demenzkranke Menschen und deren Angehörige.

Die über viele Jahre gesammelte Erfahrung in der Präventions- und Rehabilitationsarbeit mit Herz-Kreislauf- und orthopädisch erkrankten Menschen, sowie die langjährige Leitung mehrerer Sportgruppen im Demenzzentrum Trier und der persönliche Umgang mit dem Krankheitsbild Demenz im eigenen, familiären Umfeld haben uns bewegt, dieses Buch zu schreiben.

Die Arbeit in all den Jahren mit Teilnehmenden in den Sportgruppen für dementiell veränderte Menschen zeigt, dass es sich sehr positiv auswirkt, wenn sowohl die erkrankten Personen als auch deren Angehörige an den Sportgruppen teilnehmen. Die Sportstunden bieten sehr gute Möglichkeiten, etwas als Paar oder Gruppe gemeinsam zu unternehmen, sich auf Augenhöhe zu begegnen und Freude und Spaß miteinander zu erleben und zu teilen. Bei den unterschiedlichen sportlichen Aktivitäten machen die „gesunden" Teilnehmenden teilweise die Erfahrung, dass ihre dementiell früh erkrankten Partnerinnen oder Partner viele Dinge noch gut können, ihnen selbst jedoch bestimmte Bereiche schwerfallen. Diese Erkenntnis – in Kombination mit der Feststellung, dass sich manche der noch vorhandenen Alltagsfähigkeiten der erkrankten Teilnehmenden vielleicht sogar verbessern können – trägt zu einer positiven Stimmung innerhalb der Paarbeziehung bei. Ein weiterer positiver Effekt der Teilnahme an den Sportstunden liegt in den neu entstehenden sozialen Kontakten. Viele Paare schildern die Verluste alter Freundschaften nach der Diagnose Demenz. Unkenntnis über das Krankheitsbild und Unsicherheit im Umgang mit den Erkrankten sind sicherlich wesentliche Gründe am Rückzug vieler Freunde, Nachbarn und Bekannter. Erschwerend kommt hinzu, dass sich dementiell erkrankte Menschen oft selbst zurückziehen und soziale Kontakte meiden, vielfach aus Angst, Unsicherheit, Orientierungslosigkeit oder aus Sorge, die schützende Fassade zu verlieren.

Alle Teilnehmenden in den Sportgruppen haben ähnliche Probleme und Sorgen, die diese Erkrankung mit sich bringt. Gerade vor diesem Hintergrund bieten solche Gruppen die Möglichkeit, sich auszutauschen, gegenseitig zu helfen und Erfahrungen weiterzugeben.

Das ohnmächtige Gefühl, alleine mit der eigenen Erkrankung oder der Erkrankung der angehörigen Person zu sein, wird durch die gemeinsame Erfahrung in der Gruppe gemildert. Die eben genannten Aspekte können von so großer Nachhaltigkeit für die Menschen sein, dass sie auch dann noch wirken, wenn die an Demenz erkrankte Person zu einem späteren Zeitpunkt in einer stationären Einrichtung lebt oder bereits verstorben ist. Zwar ist nicht immer eine begleitende Person vorhanden, das bedeutet aber nicht, dass dann die Teilnahme für Einzelpersonen nicht möglich ist. Hier sollten Übungsleitende individuell und auf den jeweiligen Teilnehmenden angepasst reagieren, indem bei Paarübungen zueinander passende Personen zusammenarbeiten (z. B. zwei aktuell kognitiv oder physisch gut harmonierende Menschen). So ist eine Teilnahme auch ohne eine stetige Begleitung möglich.

„Der Mensch wird am Du zum Ich" ist eine Aussage des Religionsphilosophen Martin Buber, die er in seiner Schrift „Du und Ich" 1923 getroffen hat (Buber 1995, 28).

Diese Aussage bedeutet, jede Begegnung zu einem empathischen und wertschätzenden Miteinander und Füreinander werden zu lassen. Jede Persönlichkeit muss so angenommen werden, wie sie ist und kann so zum stabileren „Ich" werden. Die Menschen spüren die ihnen entgegengebrachte Empathie und Wertschätzung und fühlen sich sicher und angenommen. Im Laufe der Zeit wächst die Verbundenheit und es entsteht eine homogene Gruppe, die neue Herausforderungen nach und nach annimmt.

2 Aktivität und Bewegung – als Vorbeugung und bei Demenz

Von Birgit Backes

Wann ist der richtige Zeitpunkt, um mit der sportlichen Aktivierung zu beginnen, und welche Form der sportlichen Aktivität ist die richtige für mich? Diese Frage stellt man sich oft erst dann, wenn erste kognitive Veränderungen auftreten. Viele Menschen sind genau in dieser Phase kaum noch sportlich aktiv, doch auch jetzt ist es förderlich, noch damit anzufangen.

Dieses Buch soll all die Menschen erreichen, die in irgendeiner Form bereits eine sportliche Aktivierung mit demenziell veränderten Menschen durchführen. Es soll aber auch diejenigen ansprechen, die im privaten Umfeld Menschen mit Einschränkungen begleiten, und ihnen Übungsbeispiele an die Hand geben, um die noch vorhandenen Ressourcen möglichst lange zu erhalten.

Im Folgenden soll gezeigt werden, warum Bewegung für Menschen mit Demenz wichtig ist und wie Bewegung und Aktivität den Körper beeinflussen.

In der praktischen Arbeit in Form von sportlicher Aktivierung, die in den Stundenbildern noch näher definiert wird, lässt sich immer wieder erkennen, wie hilfreich und unterstützend diese Maßnahmen, beispielsweise zur Sturzprophylaxe oder als Herz-Kreislauf-Training, sind. Übungsleitende machen oft die Erfahrung, dass Menschen, die nur geringe kognitive Einschränkungen haben, vielfältige und komplexe Übungsvarianten sehr gut und schnell umsetzen können und offen für neue Herausforderungen sind.

Die in den Übungsstunden gestellten Herausforderungen an Personen mit stärker ausgeprägten Einschränkungen sollten zu Beginn nicht zu hoch sein, langsam gesteigert und durch häufige und regelmäßige Wiederholungen gefestigt werden. Danach zeigt sich oft, dass Vieles wieder möglich ist, was bereits als verloren geglaubt war.

Die Arbeit in einer Gruppe hat sich hier als zusätzlich positiv unterstützend gezeigt. Andere Beispiele, die wir alle kennen, sind: Gemeinsam laufen oder gemeinsam in der Gruppe abnehmen, Sport in Vereinen etc.

Gruppendynamik unterstützt uns immens, weshalb in diesem Buch der Schwerpunkt auf die Arbeit in der Gruppe gelegt wird. Fast alle Übungsvorschläge sind auch in Kleingruppen oder nur mit zwei Personen effektiv und erfolgreich umsetzbar.

2.1 Warum Bewegung für Menschen mit Demenz wichtig ist

Von Matthias Maschke

Vor dem Hintergrund einer älter werdenden Bevölkerung und der Zunahme der Prävalenz dementieller Erkrankungen sind nicht-medikamentöse Therapiemaßnahmen zur Verminderung der Neuerkrankungsrate an Demenz und zur Behandlung bereits demenzerkrankter Patienten immens wichtig. Man rechnet damit, dass die Zahl der an Demenz erkrankten Menschen in den nächsten Jahrzehnten kontinuierlich zunimmt. Allein in Deutschland leben gegenwärtig etwa 1,6 Millionen Menschen mit Demenz (DAlzG e.V. 2016). Nach den derzeitigen Annahmen wird die Zahl in Deutschland bis 2050 auf 3 Millionen Menschen mit Demenz ansteigen.

Die Rolle physischer Aktivität in der Aufrechterhaltung kognitiver Funktionen bei zunehmendem Alter ist durch zahlreiche Studien gut untersucht und belegt. Der genaue Einfluss von gezielter sportlicher Betätigung auf die Entwicklung neurodegenerativer Erkrankungen wie z.B. die Alzheimer Demenz und der Einfluss auf bereits demente Patienten ist dagegen bisher etwas weniger im Fokus wissenschaftlicher Studien gewesen. Welche physiologischen Mechanismen für die Wirkung von Sport und Bewegung auf das Gehirn verantwortlich sind, ist mittlerweile in vielen Studien tierexperimentell wie mittlerweile auch beim Menschen untersucht. Dabei ist anscheinend die bessere Kontrolle kardiovaskulärer Risikofaktoren der wichtigste Faktor. Im Folgenden sollen die physiologischen Grundlagen wie auch die vorhandenen Studien im Hinblick auf Sport und Bewegung zur präventiven Wirkung und zum Effekt bei bereits erkrankten Menschen mit Demenz zusammengefasst werden.

Physiologische Grundlagen des Einflusses von Sport und Bewegung auf das Gehirn

Mit zunehmendem Alter gibt es physiologische Vorgänge im Gehirn, die in ihrer Geschwindigkeit sehr individuell von Mensch zu Mensch unterschiedlich verlaufen. Man weiß, dass das Gehirngewicht nur gering abnimmt, die Gehirnfurchen werden weiter und die Windungen schmaler. Dagegen bleibt die Zellzahl konstant oder ändert sich nur unwesentlich. Wichtiger erscheint, dass der zerebrale Blutfluss um ca. 15 – 20 % abnimmt. Für die Verminderung kognitiver Leistungen sind zwei Umstände verantwortlich:

1. Die Anzahl der Zellfortsätze (Dendriten) geht zurück und
2. die Konzentration wichtiger Neurotransmitter wie v.a. Acetylcholin nimmt ab.

Risikofaktoren, die diese physiologischen altersbedingten Veränderungen entscheidend beschleunigen und zu einer Demenz beitragen können sind folgende:

a. positive Familienanamnese für dementielle Erkrankungen,
b. Alter an sich,
c. kardiovaskuläre Risikofaktoren wie Diabetes und arterieller Hypertonus,
d. niedrige Bildung,
e. Depression,
f. Schädel-Hirn-Trauma und
g. körperliche Inaktivität (Yaffe 2007).

Adipositas scheint ein zusätzlicher eigenständiger Risikofaktor zu sein, da deutliches Übergewicht zu entzündlichen Zytokinen (Eiweißstoffe, die das Immunsystem regulieren), so genannten Adipozytokinen führt (Middleton/ Yaffe 2009).

Vor diesem Hintergrund ist wahrscheinlich, dass Sport und Bewegung nicht über einen einzigen Mechanismus, sondern über einen multifaktoriellen Prozess einen positiven Einfluss auf das Gehirn ausübt und negative Faktoren in ihrer Wirkung minimiert. Aus zahlreichen tierexperimentellen Studien weiß man, dass eine sportliche Betätigung zu einem Anstieg von neurotrophen Faktoren führt. Dabei scheint dem Brain Derived Neurotrophic Factor (BDNF) eine besondere Rolle zuzukommen. Zudem ist vermehrte physische Aktivität mit einer Modifikation vaskulärer Risikofaktoren wie arteriellem Hypertonus und Diabetes, aber auch Adipositas verknüpft. Aus letzterem wird auch deutlich, dass physische Aktivität in Form von Sport oder vermehrter Bewegung nicht alleine ausreichen wird, sondern auch eine Umstellung der Ernährung wie z. B. auf eine mediterrane Kost notwendig ist. In Tierexperimenten konnte überzeugend gezeigt werden, dass freiwillige physische Aktivität zu einer Verminderung von ß-Amyloid Plaques (die für die Alzheimer Krankheit verantwortlichen Ablagerungen) führt (Dao et al. 2013).

Studienlage zum Einfluss von Sport und Bewegung bei Menschen mit und ohne Demenz

Der Einfluss von Sport und Bewegung auf die Lebenserwartung und die Kognition ist bei älteren Menschen über dem sechzigsten Lebensjahr mittlerweile gut untersucht. Dabei kam es jedoch durchaus zu widersprüchlichen Ergebnissen.

Im finnischen FINGER-Trial wurden 1260 Menschen zwischen 60 und 77 Jahren mit kardiovaskulären Risikofaktoren und normaler oder gering reduzierter kognitiver Funktion in eine Interventionsgruppe oder eine Kontrollgruppe randomisiert (Ngandu et al. 2015). In der Interventionsgruppe erhielten die Probanden über zwei Jahre eine Diätberatung, regelmäßige sportliche Betätigung in einer Gruppe, kognitives Training und eine Kontrolle der vaskulären Risikofaktoren. Die Kontrollgruppe erhielt lediglich allgemeine Ratschläge zur Gesundheitsfürsorge. In einer neuropsychologischen Testbatterie schnitten die Probanden der Interventionsgruppe nach zwei Jahren signifikant besser ab als die Kontrollprobanden. Der Effekt konnte dabei nicht allein auf die sportliche Betätigung zurückgeführt werden, sondern war durch die Summe der Interventionen bedingt.

In einer anderen sehr groß angelegten Studie, dem amerikanischen LIFE-Trial, wurden 1635 Menschen zwischen 70 und 89 Jahren eingeschlossen (Sink et al. 2015). Die Interventionsgruppe erhielt ein strukturiertes physisches Trainingsprogramm mit moderater Intensität. Das Programm beinhaltete Spazierengehen (dreißig Minuten), Krafttraining (zehn Minuten) und Dehnungsübungen sowie Gleichgewichtsübungen (zehn Minuten). Die Übungen wurden zweimal pro Woche angeleitet durchgeführt. Zudem sollten die Probanden die Übungen drei bis vier Mal pro Woche wiederholen. Die Kontrollgruppe erhielt einmal wöchentlich eine Gesundheitsedukation, die Studiendauer betrug 24 Monate. Nach dieser Zeit und während der Kontrollen alle sechs Monate zeigte sich jedoch kein signifikanter Einfluss auf eine der in einer ausführlichen neuropsychologischen Untersuchung durchgeführten Tests. Die Intervention führte auch nicht zu einer verminderten Rate an Demenz oder minimal kognitivem Defizit (MCI). In die gleiche Richtung deuteten andere aufwendige Studien wie der MAX-Trial (Barnes et al. 2013) und der AHEAD Trial (The Look AHEAD Research Group 2006).

Interessant sind Studien, die den Einfluss von gezielter physischer Aktivität auf das Gehirn nicht nur testpsychologisch untersuchten, sondern auch durch Biomarker wie Kernspintomographie oder Messungen von BDNF im Blut unterstützten (Erickson et al. 2011).

Die bekannteste Studie von Erickson et al. verglich die Auswirkung geleiteten aeroben Trainings bei gesunden älteren Menschen mit einer Gruppe, die nur allgemeine Gesundheitsratschläge erhielt. Die Stichprobengröße betrug 120 Personen. Zum einen kam es in der Interventionsgruppe zu einem verbesserten räumlichen Gedächtnis, zum anderen zu einem messbaren Anstieg des Volumens des anterioren Hippocampus. Die Volumenzunahme entsprach etwa zwei Prozent, was einer Alterskorrektur um ein bis zwei Jahre entsprach. Zudem konnte ein Anstieg des BDNF im Serum der Menschen in der Interventionsgruppe gefunden werden.

In der gesunden älteren Bevölkerungsgruppe mehren sich somit die Hinweise, wie sich physische Aktivität auf die Kognition und das Gehirn auswirkt. Weniger klar ist die Wirkung bei bereits erkrankten Patienten mit dementiellen Erkrankungen. Interessanterweise führt sportliche Betätigung auch bei Menschen mit Alzheimer Erkrankung zu einem signifikanten Anstieg an neurotroph wirkenden Faktoren wie BDNF, die das Überleben der Nervenverbindungen sichern (Coelho et al. 2014).

Ein anderer Grund, ein physisches Training bei bereits erkrankten Menschen mit Demenz durchzuführen, ist die Vermeidung von Stürzen durch Kräftigung der Muskulatur. Die Abnahme der Muskelmasse im Alter, die so genannte Sarkopenie, hat dabei bekanntermaßen einen hohen Anteil an der Sturzhäufigkeit.

Eine Studie von Hauer et al. (2012) untersuchte den Einfluss eines geleiteten Krafttrainings über zwei Mal zwei Stunden pro Woche für drei Monate gegenüber einer gering intensiven Gymnastik. Es wurden dabei 122 Patienten mit vaskulärer Demenz oder Alzheimer Demenz und einem mittleren Mini Mental State Test von 21.7+/-2.8 eingeschlossen. Die Interventionsgruppe erzielte einen signifikanten Zuwachs, gemessen an Kilogramm Gewicht, die mit den Armen gehoben und den Beinen gestemmt werden konnten. Interessanterweise hielt der Zugewinn an Kraft auch nach Beendigung der intensiven Trainingstherapie über weitere drei Monate messbar an.

Freiwillig gezielt durchgeführte physische Aktivität und Sport haben zweifelsfrei eine positive Wirkung auf das Gehirn. Nach aufgeführter Studienlage darf man annehmen, dass Sport und Bewegung bei gesunden älteren Menschen einen präventiven Effekt im Hinblick auf die Entwicklung einer Demenz haben. Bei bereits erkrankten Menschen mit Demenz zeigen Studien zum einen Hinweise, dass sich die kognitive Leistungsfähigkeit in bestimmten Anteilen verbessern lässt. Zudem hat physische Aktivität inklusive Krafttraining einen sturzpräventiven Effekt. Unklar bleibt jedoch, welche genaue Art des sportlichen Trainings und welche Intensität und Quantität notwendig ist, um positive Effekte zu erreichen. Man muss sich aber klar machen, dass gerade sportliche Betätigung in einer Gruppe nicht nur über das physische Training Effekte entfaltet, sondern auch über Stärkung des Selbstbewusstseins und über das Aufrechterhalten sozialer Interaktionen. Es bleibt spannend, welche Erkenntnisse durch zahlreiche laufende Studien in den nächsten Jahren hinzukommen.

2.2 Wie Bewegung und Aktivität den Körper beeinflussen

Von Birgit Backes

Wie in Kapitel 2.1 beschrieben, beeinflusst körperliche Bewegung die Plastizität des menschlichen Gehirns positiv. Es können sich neue Blutgefäße aus den schon vorhandenen bilden (Kunz/Karanikas 2016). Durch die entstehende verbesserte Blutzirkulation stehen dem Gehirn sowie dem gesamten Organsystem mehr Sauerstoff und Nährstoffe zur Verfügung. Die wichtigsten Einflüsse von Bewegung und Sport auf den Körper werden hier noch einmal in Kurzform aufgezählt:

- Vorhandene Synapsen zwischen den Neuronen können sich verändern und verstärken, neue Synapsen können gebildet und die Nervenzellen verknüpft werden.
- Das Nervenwachstum wird stimuliert, insbesondere durch die Bildung des Proteins BDNF (Erickson et al. 2011).
- Es kann eine Wachstumszunahme am Hippocampus entstehen, dieser ist zuständig für die Einspeicherung neuer Gedächtnisinhalte und einer der Orte im Gehirn, an dem zeitlebens Neuronen neu gebildet werden.

Diese positiven Auswirkungen können zu einer Verbesserung oder zumindest zur Erhaltung der noch vorhandenen Alltagskompetenz, der kognitiven und koordinativen Leistungsfähigkeit und der allgemeinen Beweglichkeit führen. Insbesondere die Gehfähigkeit als Schlüsselkompetenz kann so länger erhalten werden, um weiterhin soziale Interaktionen möglich zu machen. Eine regelmäßige sportliche Aktivierung von mehrmals wöchentlich über mindestens dreißig Minuten wird empfohlen (Kunz/Karanikas 2016). Zu den sportlichen Aktivierungen zählen natürlich auch Spaziergänge, Walken, Radfahren, Schwimmen u. v. m.

Die Teilnahme an den sportlichen Aktivierungen stabilisiert das Herz-Kreislauf-System und kann Stoffwechselerkrankungen vorbeugen.

Des Weiteren wird durch die körperliche Anstrengung die Ausschüttung von Serotonin und Dopamin gesteigert. Serotonin fördert die innere Gelassen- und Zufriedenheit, das Dopamin – auch als Glückshormon bekannt – führt zu einer Antriebssteigerung und erhöhten Motivation. Sogar depressive Symptome können so gelindert werden. (Kunz/Karanikas 2016).

Das psychische Wohlbefinden verstärkt sich zusätzlich durch die soziale Teilhabe an einer Gemeinschaft, die nicht nur ein sportliches Miteinander erlebt, sondern gleichermaßen soziale Interaktion fördert und sicherlich auch als Selbsthilfe funktionieren kann.

3 Impulse für den Ablauf der Sportstunden

Von Birgit Backes

Die Sportstunden sollten an festen Tagen, zur gleichen Uhrzeit und im selben Raum stattfinden. Eine feste Zeittaktung für die einzelnen Übungsschwerpunkte anzugeben ist nicht sinnvoll – hier sollte man sich an der Tagesform und der Aufnahmefähigkeit der Gruppenteilnehmenden orientieren. Es bietet sich aber an, dass jede Stunde eine feste Struktur aufweist:

- Begrüßung
- Blutdruck- und Pulsmessung
- Wurfspiel-Runde als erkennbares Startritual (jede Stunde sollte zur Orientierung mit dem gleichen Bewegungsspiel, also einer Wurfrunde, beginnen)
- leichtes Herz-Kreislauf-Training
- Koordinationsübungen und Dual-Task-Aufgaben in einer frühen Phase, da es sich hierbei um die anspruchsvollsten Aufgaben handelt
- Bewegungen zur Verbesserung des Gleichgewichts und Elemente zur Sturzprophylaxe
- Stärkung der Muskulatur, allgemeine Beweglichkeit
- Abschlussritual: Tänze, Entspannungsübungen, Spiele, Gedichte, Wahrnehmungsgeschichten

Nach ca. zwanzig bis dreißig Minuten ist es günstig, eine Trinkpause einzulegen. Des Weiteren ist es von großem Vorteil, wenn die Stunden immer von denselben Übungsleitenden durchgeführt werden – dann kann ein Bezug zu den Teilnehmenden aufgebaut werden, der sehr hilfreich im Umgang miteinander ist. Die Teilnehmenden fühlen sich sicherer, wenn sie in jeder Stunde persönlich von den Übungsleitenden begrüßt und angesprochen werden.

Diese Begrüßung vermittelt Wertschätzung und ein Gefühl der Gruppenzugehörigkeit: „Ich werde wahrgenommen und bin ein Mitglied dieser Gruppe."

Die Übungen sollten sowohl verbal als auch visuell vorgegeben werden.

Da das Sprachverständnis bei Menschen mit Demenz unter Umständen Defizite aufweisen kann, ist das Vormachen und Anleiten bestimmter Bewegungsabläufe hilfreich:

- Unterstützend ist es hier, konkrete Beispiele zu nennen, die den Teilnehmenden aus Alltagsbildern bekannt sind, z.B. Äpfel pflücken.
- Beim Erklären ist es wichtig, langsam und in kurzen, klaren Sätzen zu sprechen. Sprechweise, Stimmklang und Sprachfluss sollten ruhig und entspannt sein.
- Außerdem ist es wichtig, Blickkontakt zu den jeweiligen Personen aufzunehmen und ihnen ausreichend Zeit zu lassen, die Vorgaben umzusetzen.

Das Bewegungsprogramm sollte der Gruppe angepasst sein und alle Teilnehmenden berücksichtigen, um Über- und Unterforderungen zu vermeiden:

- Alle sollten soweit gefordert werden wie möglich, sodass sie Erfolge spüren und dadurch ihr Selbstwertgefühl gestärkt wird.
- Von den Übungsleitenden sollte ein gezieltes Lob ausgesprochen werden, wenn die Leistung entsprechend ist. Ein anerkennendes Lob motiviert und bestärkt.
- Eine Überforderung ist zu vermeiden – der Spaßfaktor und die Freude an der Bewegung sind wichtig.

Den Teilnehmenden sollte immer ein Gefühl der Sicherheit und Geborgenheit vermittelt werden. Das ist insbesondere bei Übungen im Bereich der Sturzprophylaxe und des Gleichgewichts wichtig, die oft eine große Hürde darstellen. Körperhaltung, Mimik und Gestik der Anleitenden sollten den Teilnehmenden vermitteln: „Du bist mir wichtig!" Kommt dieses Gefühl bei den Menschen an, können Übungsleitende problemlos unterstützend in verschiedene Bewegungsabläufe eingreifen.

MERKE

Einen Grundsatz, der immer beherzigt werden sollte: Die an Demenz erkrankten Teilnehmenden sind als Erwachsene zu behandeln.

3.1 Anregungen für die Übungsleitenden

Von Birgit Backes

Wenn Menschen mit Demenz frühzeitig mit sportlicher Aktivierung beginnen, können die kognitiven Fähigkeiten über einen längeren Zeitraum stabilisiert werden. Damit die Sicherheit der Teilnehmenden gewährleistet ist und die Freude an Bewegung erhalten bleibt, gibt es wichtige Aspekte, die die Übungsleitenden beachten sollten. Die Teilnahme an den Sportstunden darf grundsätzlich nur dann erfolgen, wenn aus ärztlicher Sicht hierfür keine Einwände bestehen.

Ergänzend zu den in Kapitel 3 beschriebenen Impulsen ist es von grundlegender Bedeutung, die Inhalte der Sportstunden in ihren Teilbereichen flexibel und der jeweiligen Gruppe angepasst durchzuführen. Dazu sollten die Übungsleitenden über das Krankheitsbild Demenz informiert sein und motivierend, empathisch und wertschätzend mit den Teilnehmenden umgehen.

Die Stundenbilder sind so aufgebaut, dass zu Beginn einer jeden Sporteinheit eine Spielvariante mit Bällen oder Wurfsäckchen aufgezeigt ist: Zum einen, um die feste Struktur am Beginn der Sportstunde als Orientierung zu setzen, zum anderen, um das Reaktionsvermögen und die räumliche Orientierung der Teilnehmenden einschätzen und regelmäßig trainieren zu können. Im Laufe der Zeit entwickeln die Menschen eine gewisse Sicherheit im Umgang mit dem Wurfmaterial und der räumlichen Orientierung. Es bietet sich an, mit den Stundenbildern 1 und 2 zu beginnen. Da die Übungsleitenden in den ersten beiden Stundenbildern feste Wurfpartner vorgeben, müssen die Teilnehmenden sich nur einen Namen merken. Gibt es beim Merken des Vornamens bereits Defizite, können die Anleitenden helfen, indem sie per Handzeichen signalisieren, wohin der Ball geworfen werden soll und gleichzeitig den Vornamen dieser Person nennen. Im weiteren Verlauf der Sportstunden sind die aufgeführten Wurfspielvarianten in den Stundenbildern absolut frei einsetzbar und sollen v. a. viel Spaß und Freude bereiten.

Nach dem Einstiegs-Spiel am Beginn der Sportstunde folgen Übungen, die dem Training bestimmter Bereiche zugeordnet werden können.

Im Bereich *Herz-Kreislauf-Training* (Kap. 5.1), bei dem die wichtige Versorgung unseres Organismus mit Sauerstoff und Nährstoffen gesteigert werden soll, kann ganz unterschiedlich trainiert werden. Hier ist es wichtig, die Vorerkrankungen der Teilnehmenden zu kennen bzw. vorher zu erfragen. So können die Belastbarkeitsgrenzen beachtet und Überlastungen vorgebeugt werden. Unterstützend wirken hier die regelmäßige Überprüfung und Dokumentation der Blutdruck- und Pulswerte sowie das Anlegen einer Medikamentenliste von jedem Teilnehmenden. Nach einigen Wochen lässt sich dann ein aussagekräftiger Verlauf von Blutdruck und Puls erkennen und einschätzen.

TIPP

Übungsleitende können den Beginn der Stunde früher festlegen, sodass vorher vor Ort Blutdruck- und Pulsmessungen durchgeführt und die Werte dokumentiert werden können.

Das Herz-Kreislauf-Training mit Musik durchzuführen, wird meist sehr gerne angenommen. Es empfehlen sich sowohl Gehvarianten im Raum als auch Tanzformationen oder Bewegungsabfolgen im Kreis stehend, wie in Abbildung 16 als Beispiel dargestellt. Hier ist Kreativität der Übungsleitenden gefragt! Hilfreich ist es, die Biographien und den Musikgeschmack der einzelnen Teilnehmenden ein wenig zu kennen – das unterstützt in jedem Fall bei der Suche nach der passenden Musik (z. B. Evergreens, klassische Werke, Schlager aus verschieden Jahren). Das Herz-Kreislauf-Training ist der Bereich, der von den Teilnehmenden meist noch selbständig und ohne professionelle Unterstützung wahrgenommen wird – z. B. in Form von Spaziergängen, Nordic Walking oder Fahrradfahren. Dieser Trainingsbereich wird in den Stundenbildern deshalb sehr moderat aufgezeigt und folgt meist auf die Wurfspielrunde. Soll eine Einheit mit intensiverem Herz-Kreislauf-Training durchgeführt werden, ist es sinnvoll, diese Übungseinheit nach dem Koordinations- oder Dual-Task-Bereich zu platzieren.

Durch sogenannte *Dual-Task-Aufgaben* (Kap. 5.2) können motorisch-kognitive Komplexleistungen trainiert werden. Defizite hier sind frühe Anzeichen einer demenziellen Entwicklung. Es fällt den Betroffenen schwer, gleichzeitig zwei motorische Aufgaben oder eine motorische Aufgabe in Kombination mit einer kognitiven Aufgabe zu lösen („Stop walking when talking"). Die Kombination sollte in jeder Sportstunde trainiert werden. Dieser wichtige Bereich ist sehr vielfältig gestaltbar, sodass für alle Teilnehmenden geeignete Herausforderungen gefunden werden können. Eine Auswahl an möglichen Übungen finden Sie im Anhang oder zum Download auf der Homepage des Ernst Reinhardt Verlags. Bei den Dual-Task-Aufgaben ist es schwer vorherzusagen, was für einzelne Personen eine Herausforderung darstellt. Menschen mit Wortfindungsstörungen kommen bei Übungen, in denen bestimmte Begriffe gesucht werden, schnell an ihre Grenzen, sind aber vielleicht motorisch sehr fit und können eine Kombination aus zwei motorischen Herausforderungen gut bewältigen. Andere, die schon immer und gerne mit

Zahlen gearbeitet haben, können z. B. sehr schnell kleine Rechenaufgaben lösen, stoßen jedoch bei kleinsten motorischen Herausforderungen an ihre Grenzen. Auch hier ist das Feingefühl der Übungsleitenden besonders gefragt: Ziel ist es, dass alle Teilnehmenden eine dieser Dual-Task-Aufgaben schafft. Der Schwierigkeitsgrad wird von den Übungsleitenden individuell festgelegt und sollte zu Beginn nicht zu komplex ausfallen. Eine Steigerung ist immer möglich und mit der Zeit lernt man die Stärken der Teilnehmenden kennen, sodass das Niveau der jeweiligen Person angepasst werden kann. Gerne können Dual-Task-Aufgaben auch zu zweit durchgeführt werden. Für diesen Fall ist es sinnvoll, zwei Teilnehmende, die ähnliche demenzielle Veränderungen aufweisen oder sich gegenseitig gut unterstützen können, ein Team bilden zu lassen. Da die Teilnehmenden sich bei diesen Aufgaben sehr konzentrieren müssen, ist es empfehlenswert, diese Einheit in eine frühe Phase der Sportstunde einzubauen. Die Erfahrung zeigt, dass sich der Zeitpunkt vor und nach der Trinkpause als günstig erweist.

Menschen mit kognitiven Defiziten benötigen – durch ein zweifach erhöhtes Sturzrisiko – vermehrt Training im Bereich *Gleichgewicht-Koordination-Balance* (Kap. 5.3). Probleme in diesem Bereich lassen sich oft an einem kleinschrittigen, schlurfenden oder schwankenden Gangbild der Teilnehmenden erkennen. Unser Gleichgewichts- und Koordinationssystem ermöglicht ein geordnetes Zusammenwirken von sensorischer Informationsaufnahme und der Weiterleitung an das Nervensystem zur Muskulatur. Das heißt, um das Gleichgewicht zu halten, muss der Körper nicht nur Veränderungen wahrnehmen, wie z. B. einen unebenen oder rutschigen Bodenbelag, sondern auch mit gezielten Aktionen der Skelettmuskulatur auf die Lageveränderung reagieren.

Übungen zur Koordination sind in allen Stundenbildern enthalten. Es ist hier wichtig, die Teilnehmenden nicht zu überfordern. Durch Wiederholungen können die Übungen behutsam gesteigert werden. Als Beispiel: Die Teilnehmenden können einen Ball zu Beginn nur im Stand prellen, später ist es auch in der Bewegung möglich. Insbesondere bei den Rechts- und Links-Koordinationsübungen ist eine regelmäßige Wiederholung sehr sinnvoll.

Beim Gleichgewichtstraining, auch in Form einer *Sturzprophylaxe* (Kap. 5.3), gibt es viele Steigerungsformen. Beginnen sollte man auf einem festen Untergrund (z. B. Hallen-/Zimmerboden), auf welchem die Teilnehmenden im Stehen ihre Blickrichtung verändern (nach rechts/links/geradeaus/zur Decke). Soll der Schwierigkeitsgrad erhöht werden, kann man die Standfläche verringern (z. B. Füße nebeneinander stellen/Semitandemstand/Tandemstand/Einbeinstand). Durch eine instabile Unterlage (dicke Matte/Balance-Kissen) wird das Training noch herausfordernder. Bei allen Varianten ist auf absolute

Sicherheit zu achten, deshalb ist bei diesen Übungen Partnerarbeit sehr sinnvoll und hilfreich. Die Teilnehmenden sollten durch die Leitung individuell ihren erreichbaren Grenzen näher gebracht werden, was anhand der verschiedenen Standpositionen und instabilen Unterlagen sehr gut möglich ist.

Einen weiteren Schwerpunkt in allen Sportstunden bildet das Training zum Erhalt der *allgemeinen Beweglichkeit* (Kap. 5.4) und zur *Stärkung der Muskulatur* (Kap. 5.5). Hier sind insbesondere die Waden- und Oberschenkelmuskulatur sowie Arm- und Rumpfmuskulatur zu nennen.

Die menschliche Skelettmuskulatur verliert ab der mittleren Lebensphase an Muskelmasse und dieser Prozess schreitet mit zunehmendem Alter fort (Greenlund/Nair 2003; Marcell 2003). Dem kann mit den unterschiedlichen Übungen in den Stundenbildern entgegengewirkt werden. Körperliche Einschränkungen der Teilnehmenden müssen von den Übungsleitenden in Erfahrung gebracht und berücksichtigt werden. Neben der Kräftigung der Muskulatur ist es wichtig, diese vorsichtig und regelmäßig zu dehnen, indem der jeweilige Muskel zehn bis zwanzig Sekunden in der Dehnung verbleibt. Das Dehnen der vorher gestärkten und gut durchbluteten Muskulatur verbessert die allgemeine Beweglichkeit und den Aktionsradius der Gelenksysteme.

Die letzte zu nennende Einheit einer Übungsstunde ist der *Abschluss* (Kap. 5.6), von den Übungsleitenden erkennbar als Abschlussritual zu gestalten und verbal zu formulieren. In allen Stundenbildern ist die Abschlussphase dennoch unterschiedlich vorgestellt. Hier sind viele Varianten möglich, speziell bei Paargruppen ist der Tanz (Walzer, Foxtrott) ein schöner und wohlwollend angenommener Abschluss. Viele weitere Möglichkeiten in Form von Entspannungsübungen, Spielen, Gedichten und Wahrnehmungsgeschichten sind in den Stundenbildern aufgezeigt.

3.2 Umgang mit aggressivem Verhalten und Problemsituationen

Von Uschi Wihr

Welche gesundheitsfördernden Aspekte durch sportliche Betätigung erreicht werden können, wurde in Kapitel 2 beschrieben. In diesem Abschnitt soll es darum gehen, sogenannte „herausfordernde Verhaltensweisen“ demenzerkrankter Menschen in den sportlichen Übungseinheiten zu erklären und daraus eine Anleitung zum Umgang mit diesen Verhaltensweisen herzuleiten.

Denn gerade die Angehörigen als Hauptpflegepersonen stoßen durch die Betreuung und Versorgung ihrer demenzkranken Familienmitglieder oft an ihre Grenzen. Umso bedeutsamer ist hier eine sportliche Aktivierung – für die demenzerkrankte aber gleichsam auch für die angehörige pflegende Person.

So ist es hilfreich, wenn sich in regelmäßigen Abständen (je nach Bedarf), die nicht demenzerkrankten Ehefrauen und -männer zu einer Gesprächsgruppe, die von z. B. von einer sozialpädagogischen Fachkraft geleitet wird, treffen. Hier besteht die Möglichkeit zum Austausch und gegenseitigem Lernen. Während der Dauer der Gesprächsgruppe können die demenzerkrankten Partner mit den Übungsleitenden alleine weiter trainieren.

Ein Nebeneffekt, der sich aus der Aufteilung der Gruppe ergibt, ist, dass die Paare so niedrigschwellig ein „gefahrloses" voneinander Lösen und Loslassen erleben.

Die Ergebnisse für die teilnehmenden Personen der Sportgruppen lassen sich wie folgt zusammenfassen: Neben dem Erhalt von Alltagskompetenz und Selbstständigkeit sowie der Verzögerung eines altersbedingten körperlichen und kognitiven Abbaus

- sinkt die Niedergeschlagenheit,
- erleben sich die Teilnehmenden der Gruppe als Gemeinschaft,
- sehen sich sowohl demenzerkrankte wie nicht demenzerkrankte Personen in ihrer jeweiligen Problematik mit anderen auf einer gleichen Ebene,
- können Probleme und Aggressionen in der Paarbeziehung verhindert bzw. besser bewältigt werden,
- entsteht wieder ein Teilhabe-Gefühl, das gerade im Kontext einer Demenzerkrankung immer mehr verloren geht.

MERKE

Bei allen sportlichen Übungseinheiten steht dabei der Spaß im Vordergrund, die Devise lautet: Fordern aber nicht überfordern!

Wir möchten an dieser Stelle beschreiben, wie mit sog. herausfordernden Verhaltensweisen, welche von demenzerkrankten Personen immer wieder gezeigt werden, in den sportlichen Aktivierungseinheiten – unterstützend für die betroffene Person, aber auch vorbildhaft für die pflegenden Angehörigen – umzugehen ist. Denn grundsätzlich hat jedes Verhalten einen Grund und macht einen Sinn. So ist dies auch bei Menschen mit dementiellen Veränderungen.

„Herausfordernde Verhaltensweisen von Menschen mit Demenz sind oft ein Resultat der Unfähigkeit ‚sich verständlich zu machen'. Die demenzerkrankte Person reagiert damit auf eine Welt, die für sie nicht mehr vertrauensvoll und verlässlich ist" (Haberstroh/Pantel 2011, 74).

Zu herausfordernden Verhaltensweisen zählen:

- Davonlaufen oder Hinlaufen,
- nächtliche Unruhe,
- Passivität und Apathie,
- Unruhe und Aggression,
- Misstrauen und Wahn sowie
- Illusionen und Halluzinationen.

Passivität kann beispielsweise daraus entstehen, dass ein Verhalten, welches in einer bestimmten Situation gewünscht wird, zu schwierig erscheint. Die betroffene demenzerkrankte Person entwickelt eine Angst, zu versagen und zieht sich deshalb zurück. Zu erleben, einer Anforderung nicht mehr gerecht werden zu können, kann dann durchaus dazu führen, dass sich Menschen in ihrem Selbstwert und Selbstvertrauen minderwertig erleben.

Müssen sie solche Dinge tagtäglich erleben, kann sich schnell auch aus einer Apathie eine Aggression entwickeln. „Ständig mache ich alles verkehrt", denkt sich die betroffene Person. Und weigert sich, eine Übung auszuführen. Der unausgesprochene Appell an die Gruppenleitung ist allerdings ein anderer: „Ich bin überfordert! Kannst Du mir nicht eine leichtere Übung anbieten?"

Auch Misstrauen und der sogenannte „Wahn" entstehen meist aus Fehldeutungen einzelner Situationen. Versuchen Sie bitte, sich in folgende Situation hineinzuversetzen:

BEISPIEL

Sie sind ein Gruppenteilnehmer, demenzerkrankt, und kommen mit ihrer Frau zur Sportgruppe. Dort ziehen Sie Ihre Straßenschuhe aus und Ihre Turnschuhe, die Ihnen ihre Frau gibt, an. Das finden sie schon seltsam, denn eigentlich kennen Sie diese Schuhe gar nicht. Aber Ihre Frau hat sie Ihnen gegeben, also wird schon alles seine Ordnung haben. Die Straßenschuhe werden vor dem Gruppenraum abgestellt. Nach wenigen Minuten haben Sie dies vergessen, Ihr Kurzzeitgedächtnis macht eben nicht mit, da zu viel Stress besteht: Eine neue Situation mit vielen Menschen, die Sie eigentlich gar nicht kennen.

BEISPIEL

Nach einiger Zeit sollen Sie eine Übung für die Füße machen und bemerken dabei, dass Sie gar nicht Ihre eigenen Schuhe anhaben. Sie sagen das Ihrer Frau und diese behauptet nun, dass das Ihre Schuhe sind. Und genau das kennen Sie: Ständig erzählt Ihnen Ihre Frau Dinge, die nicht stimmen. Können Sie ihr überhaupt noch trauen? Und wenn Sie ihr nicht mehr trauen können, wem denn dann überhaupt noch? Und alle nehmen Ihnen ständig Dinge weg oder behaupten, dass Ihnen Dinge gehören, die Sie noch nie gesehen haben. Misstrauen und der „Wahn", bestohlen worden zu sein, entsteht folglich daraus, dass sich für demenzerkrankte Personen bestimmte Situationen oder Sachverhalte nicht anders erklären lassen – sie sind dann meist kein Wahn im Sinne einer psychiatrischen Erkrankung.

Als Gruppenleitung ist es in dieser Situation wichtig, sich unmittelbar Zeit zu nehmen, um die störende Situation zu beheben. Vielleicht hilft es schon, die Straßenschuhe im Raum zu lassen, so dass die demenzerkrankte Person sie sehen kann. Oft sind Kleinigkeiten Auslöser für solche herausfordernden Verhaltensweisen. Und somit leicht zu beheben.

Um solche Verhaltensweisen eines demenzkranken Menschen verstehen zu können ist es hilfreich, sich in dessen „inneres Erleben" hineinzuversetzen. Vorstellen könnte man sich beispielsweise, dass jeder Mensch in seinem Gehirn ein unendlich langes Regal besitzt, auf dem tausende von Ordnern abgestellt sind. In diesen Ordnern befindet sich alles, was eine Person benötigt, um sich verhaltenssicher durch den Alltag bewegen und ihn gestalten zu können (Buijssen 2011). Dort befinden sich Erinnerungen an das Leben in der Kindheit, an Gegenstände im elterlichen Haushalt aus dieser Zeit, aber eben auch an Gegenstände aus der näheren Vergangenheit und Gegenwart im jetzigen eigenen Haushalt. Dort ist gespeichert, was man sein Leben über gearbeitet hat, an welchen Stellen dies war, mit welchen Personen man lebte und für welchen Zeitraum. Dies alles wird als Langzeitgedächtnis bezeichnet.

Zudem besitzt das Gehirn eine Art Filtereinheit, das Kurzzeitgedächtnis: Alles, was man gegenwärtig erlebt, wird dort auf seine Bedeutsamkeit hin untersucht. Wichtige Informationen aus diesem gegenwärtigen Geschehen werden dann im Langzeitgedächtnis gespeichert. Einige dieser Informationen vielleicht nur für ein paar Stunden, andere wochenlang und wieder andere über das gesamte Leben hinweg. Menschen mit einem intakten Kurzzeitgedächtnis können so beispielsweise tatsächlich überprüfen, ob sie am gleichen Tag morgens gefrühstückt haben. Auch am nächsten Tag weiß man dies in der Regel noch, vielleicht aber nicht mehr genau, was man gefrühstückt hat. Dies war dann eine Information, die einem nicht wichtig erschien. Sie ist normalerweise auch nicht sehr bedeutsam, kann also getrost aus dem Gehirn entfernt werden.

Genauso kann es aber sein, dass man sich an ein Frühstück mit guten Freundinnen erinnert, das Jahrzehnte zurückliegt, und noch genau weiß, was man damals gegessen hat – eine Information, die zu dem damaligen Zeitpunkt wichtig erschien und im Langzeitgedächtnis bis heute gespeichert wurde.

Diese Filtereinheit, die zwischen wichtigen und unwichtigen Informationen unterscheidet, das Kurzzeitgedächtnis also, ist bei demenzerkrankten Menschen das erste, das beschädigt ist: Informationen dessen, was eben passiert, gelangen zwar in den Filter, werden von dort aber nicht ins Langzeitgedächtnis transportiert. Das bedeutet, dass diese Informationen nach kürzester Zeit – ungefähr nach zwanzig bis sechzig Sekunden – nicht mehr abrufbar sind. Diese Sekunden stellen den Zeitraum dar, in dem Informationen im Kurzzeitgedächtnis auf ihre Wichtigkeit geprüft werden. Es ist, als wären die Dinge, die kürzlich passierten, nie gewesen. Um es noch konkreter zu machen: Sie lesen eben dieses Buch und wissen nach wenigen Minuten nicht mehr, dass Sie dieses Buch überhaupt schon einmal in der Hand hatten, geschweige denn, dass Sie darin gelesen haben oder um was es ganz allgemein geht. Eine erschreckende Vorstellung, nicht?

Zurück zum Langzeitgedächtnis und zu dem Regal mit Ordnern, die dort abgestellt wurden: Symptomatisch steht bei Menschen, die bereits etwas weiter fortgeschritten dementiell erkrankt sind, eine Verwirrtheit im Vordergrund, die hinsichtlich Zeit, Ort und Situation auftritt, sodass sich betroffene Personen sogar im eigenen Haus nicht mehr zurechtfinden. Auch die Namen vertrauter Personen geraten mehr und mehr in Vergessenheit. Neben dem Verlust des Kurzzeitgedächtnisses kommt es zunehmend auch zu Störungen im Langzeitgedächtnis, und zwar auf eine ganz besondere Weise:

> *„Zuerst verschwinden die Tagebücher des Jahres vor dem Beginn der Demenz, später die vom Jahr davor und so weiter. Die Jugendtagebücher bleiben bis zuletzt übrig. In einem weit fortgeschrittenen Stadium der Demenz verfügt der Betroffene darum nur noch über die Tagebücher der ersten fünf Lebensjahre" (Buijssen 2011, 82f).*

Die folgenden Abbildungen sollen die Lebenslinie eines demenzkranken Mannes darstellen und zeigen, wie der Abbau des Langzeitgedächtnisses voranschreitet. Während des gesamten Lebens speichert das Gehirn unzählbar viele Informationen, die im Langzeitgedächtnis als deklaratives (Wissensgedächtnis) und prozedurales Gedächtnis (Verhaltensgedächtnis) gespeichert werden. Im deklarativen Gedächtnis unterscheidet man noch einmal zwischen dem semantischen (Weltwissen) und episodischen (individuelle Lebensereignisse) Gedächtnis (Abb. 1).

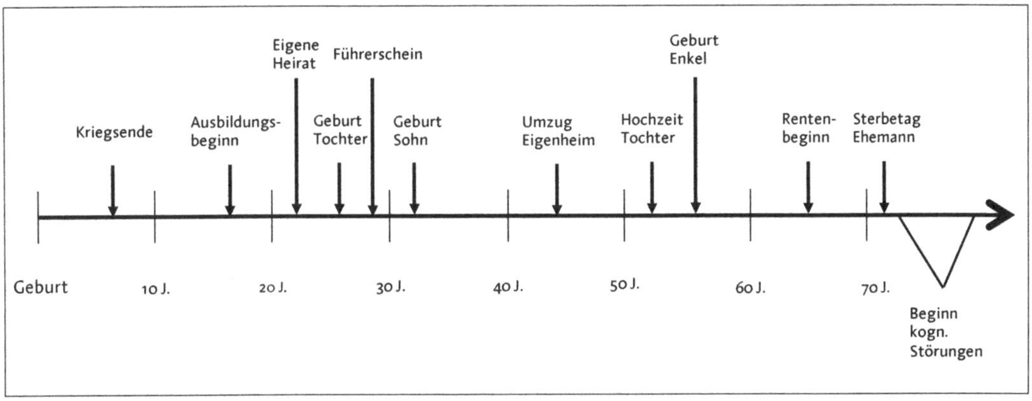

Abb. 1: Lebenslinie I – lebenslanges Speichern von Informationen

Bei einem Menschen mit dementiellen Veränderungen fällt zunächst, wie oben beschrieben, das Kurzzeitgedächtnis immer häufiger aus, wodurch zunehmend Dinge, die neu im Leben der demenzerkrankten Person auftreten, für diese nur schwer oder gar nicht mehr erinnerbar sind (Abb. 2).

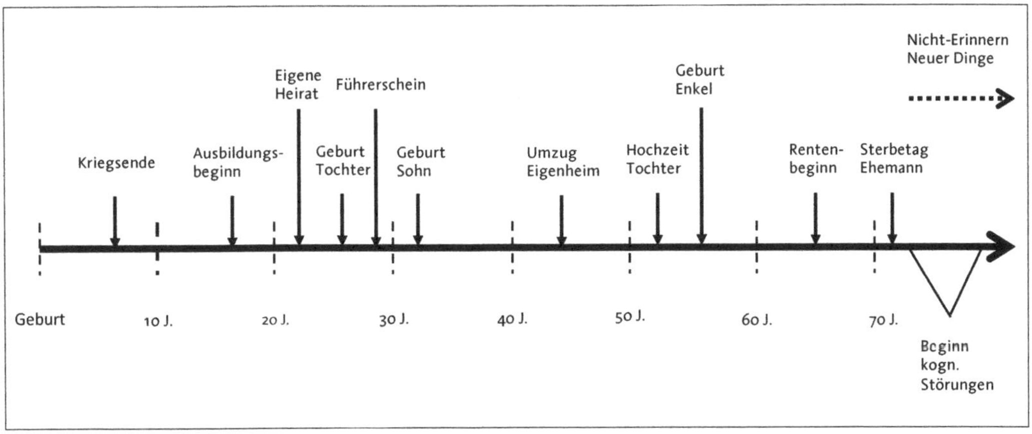

Abb. 2: Lebenslinie II – Ausfall des Kurzzeitgedächtnisses

Gleichzeitig verändert sich die innere Erlebenswelt der demenzkranken Person: Sie empfindet sich selbst als immer jünger und kann nicht verstehen, wieso sie ständig kritisiert wird. Dabei werden Erinnerungen der betroffenen Person an die ersten zwanzig bis dreißig Lebensjahre präsenter (Abb. 3).

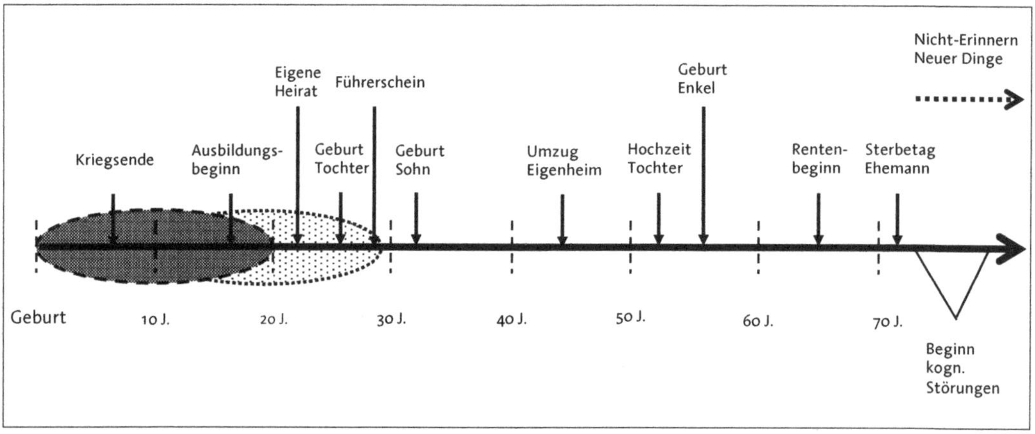

Abb. 3: Lebenslinie III – Veränderung der inneren Erlebenswelt

Mit Fortschreiten der Erkrankung beginnen einzelne der „Erinnerungsordner", die alle Menschen über das bisherige Leben angelegt haben, was sie erinnern müssen und wollen, aus dem „Erinnerungsregal" des Gehirns zu fallen. Der Inhalt dieser Ordner ist für die demenzerkrankte Person in dieser Situation nicht mehr greifbar. So kann es sein, das in diesem Beispiel der erkrankte Ehemann seine eigene Ehepartnerin nicht mehr erkennt. Innerlich befindet er sich in einer Zeit, in der er noch gar nicht verheiratet war. Er fühlt sich als Kind oder Jugendlicher, der Schutz bei der Mutter, dem Vater oder dem Bruder sucht (Abb. 4).

Ein Mensch in dieser Phase der Demenz weiß zwar noch, wie die Tasse aussah, die bei der Mutter im Küchenschrank stand, und wo genau sie sich befand. Er kann aber heute einer Bitte der Partnerin, die Tassen aus der Spülmaschine in den Küchenschrank zu räumen, nicht mehr nachkommen, da es für ihn eben nur noch dieses Muster von der Tasse aus seiner Kindheit gibt.

Infolge des Verlustes des Kurzzeit- und zunehmend auch des Langzeitgedächtnisses kommt es zu einer Vernachlässigung der Alltagsfunktionen, wie Waschen, Kochen, Körperpflege und anderem. Wenn aufgrund des gestörten Kurzzeitgedächtnisses nicht mehr erinnerbar ist, ob man schon gefrühstückt

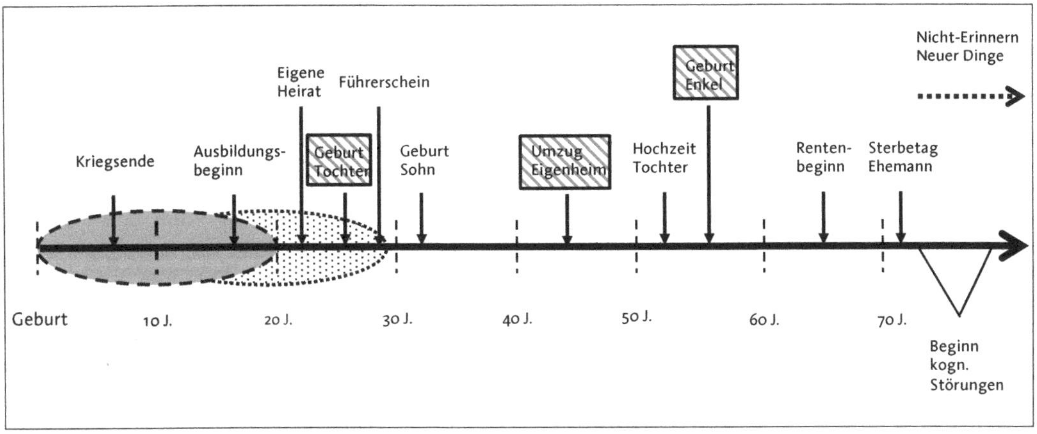

Abb. 4: Lebenslinie IV – Verlust von Inhalten des Langzeitgedächtnisses

hat und durch Störungen des Langzeitgedächtnisses die Kaffeemaschine nicht mehr als solche erkannt wird, wird nachvollziehbar, warum eine selbstständige Lebensführung nur noch mit erheblichen Einschränkungen möglich ist. Die Unterstützung anderer Menschen ist notwendig, der Grad der Selbstbestimmung wird immer geringer.

Besteht noch eine Partnerschaft, so ist dabei oft eine gleichberechtigte Ebene nicht mehr vorhanden: Die Hauptpflegeperson erlebt das Verhalten des Partners als Anklammern. Vor allem der Verlust der gemeinsamen Biographie wird als sehr belastend erlebt (Zank/Schacke 2004). Es kommt zu einer Änderung des Zuneigungsgefühls: Die nichterkrankte Person wird mehr und mehr zur Führungsperson, auch wenn dies in der vorher bestehenden Beziehung nicht der Fall war. Aufgrund der meist sehr langen gemeinsamen Geschichte ist es der nicht demenzerkrankten Person oft kaum noch möglich, sich auf die Verhaltensänderungen des Partners einzustellen. Eine verhängnisvolle Spirale des Agierens und Reagierens entsteht, die sich letztlich in all jenen herausfordernden Verhaltensweisen zeigen, die das Zusammensein mit kognitiv beeinträchtigten Menschen so belastend und schwer machen kann.

Physisch bleiben die Betroffenen in dieser Zeit meist noch recht fit. Mit dieser Ressource der körperlichen Fitness lässt sich auch bei weiter fortgeschritten demenzerkrankten Menschen gut arbeiten. Ebenso bedeutsam wie der Einsatz von Ressourcen ist der besondere Umgang mit demenzerkrankten Personen. Durch die vorhergehenden Erklärungen wird deutlich, dass es (1) meist nicht hilft, eine Person mit Demenz auf ihre Fehler aufmerksam zu machen, sie also mit der Gegenwart zu konfrontieren. Das gestörte Kurzzeitgedächtnis verhindert die Erinnerung daran, welche Bewegung gerade eben wie ausgeführt wurde. Vielmehr bedeutsam ist (2) das vorausschauende Handeln.

Es ist wenig hilfreich, wenn man einem kognitiv beeinträchtigten Menschen in einer Sporteinheit einen längeren Handlungsablauf erklärt oder vielleicht sogar, wer im zweiten Teil einer Übung mit wem zusammen agieren soll. Da das Kurzzeitgedächtnis der teilnehmenden Person gestört ist, wird sie bis zu dem entscheidenden Zeitpunkt vergessen haben, was zu tun ist. Ein solches Verhalten fördert Unsicherheit, stattdessen sind kleinschrittige Anweisungen angebracht.

Darüber hinaus sind (3) das Formulieren von Gefühlen und das positive Verstärken von besonderer Bedeutung (Powell 2009).

BEISPIEL

In einer Sporteinheit ist ein Teilnehmer ausnahmsweise alleine gekommen. Die Ehefrau hatte einen Arzttermin und konnte ihren Mann nur bringen, aber nicht selbst an der Stunde teilnehmen. Etwa zur Hälfte der Sporteinheit beginnt der Teilnehmer, unruhig zu werden. Er äußert, dass er nun nach Hause gehen werde, damit seine Frau nicht weiter alleine sein müsse. In dieser Situation wäre es wenig hilfreich, dem Teilnehmer mitzuteilen, dass er heute alleine in der Sporteinheit sei und seine Frau beim Arzt. Für ihn stimmt das nicht, da er sich nicht daran erinnern kann, dass ihn seine Frau gebracht hat. Er befindet sich vielleicht sogar in einer Zeit, in der er keine Hilfe bei irgendetwas brauchte. Er würde möglicherweise durch eine solche Interaktion zusätzlich verärgert und erst recht nach Hause wollen. (1) Eine Konfrontation mit dem, was die Realität ist – nämlich seine alleinige Teilnahme am Training – ist hier wenig zielführend. Hier zählt (2) vorausschauendes Denken: Es ist bekannt, dass der besagte Teilnehmer eine ausgesprochen gute Kondition hat und man ihn über diese Ressource möglicherweise in eine Aufgabe einbinden und damit ablenken kann. Außerdem ist zu erahnen, dass er sich verlassen und unsicher fühlt. Zu Hause zu sein bedeutet dagegen, sicher zu sein, bei der Person, die Sicherheit gibt. Mit den Worten des Teilnehmers: „Ich fühle mich hier im Moment nicht sicher, ich bin überfordert!" Eben diese Gefühle gilt es jetzt (3) wahrzunehmen und zu formulieren: Dass man erahnt, dass er sich alleine fühlt und einem dies sehr leid tut. Er soll nun einmal die Übung in einer leichteren Variante ausprobieren oder mit jemandem zusammen, von dem man weiß, dass die beiden sich mögen. Zum Abschluss dieser Situation bestätigt man, wie gut er diese Aufgabe bewältigt habe (positive Verstärkung).

BEISPIEL

In einer Übungseinheit besteht die Aufgabe, einen jeweils unterschiedlich anzufassenden Ball, den man zugeworfen bekommt, an eine ganz bestimmte gegenüberstehende Person weiterzugeben. Eine Teilnehmerin wirft ihren gefangenen Ball immer wieder einfach in den Raum und nicht zu der festgelegten Person. Der Ehemann der Frau wird langsam immer aggressiver, weil er nicht fassen kann, dass seine Frau nicht in der Lage ist, sich diesen einfachen Vorgang zu merken. Er versucht, sie zu korrigieren, was bei seiner Frau zusehends zu einer Unlust führt.

Um als Gruppenleitung nach dem Modell zu agieren „Konfrontation vermeiden (1), vorausschauend denken (2) und wahrgenommene Gefühle formulieren sowie positive Verstärkung nutzen (3)“, wäre es sinnvoll, folgendermaßen zu handeln: Sobald die Teilnehmerin den nächsten Ball fängt und wieder scheinbar ziellos in den Raum wirft, ist es als übungsleitende Person hilfreich zu bemerken, wie erstaunt man ist, dass die Teilnehmerin noch so weit werfen kann (1). Daraus ergibt sich eine alternative Handlungsmöglichkeit gegenüber derjenigen, die man vorgegeben hatte: Die Übung wird verändert und dem, was die Teilnehmerin vorgibt, anzupassen versucht. Beispielsweise sollen nun alle Teilnehmenden von einer Linie ab ihren Ball so weit werfen wie möglich. Damit würde man der „falsch“ agierenden Teilnehmerin nicht ihren Fehler aufzeigen, sondern sie vielmehr in dem, was sie kann, verstärken (3) und in ihrem Handeln zur Ideengeberin für eine abgeänderte neue Aufgabe machen. Ihre Unlust würde sich in Freude und Stolz umwandeln, sodass anzunehmen ist, dass in der Folge weitere Aufgaben auch von dieser Teilnehmerin wie vorgegeben absolviert werden können (2).

In einer Übungseinheit verlässt eine Teilnehmerin mehrmals hintereinander den Gruppenraum. Jedes Mal gibt sie an, auf die Toilette zu müssen und hat nach wenigen Minuten vergessen, dass sie bereits dort war. Es nutzt nichts, der Teilnehmerin zu erklären, dass sie eben erst das WC aufgesucht hatte. Deshalb sollte man ein erneutes Hinweisen darauf unterlassen (1). Als Botschaft hinter dem, was die Teilnehmerin angibt, könnte vielmehr etwas anderes stecken: „Ich fühle mich heute so unsicher und bin deshalb sehr unruhig!“ So würde die Übungsleitung genau dies der Frau gegenüber formulieren: „Nicht, Frau M., Sie sind heute ziemlich unruhig (3), die Übungen sind aber auch schwer, wir versuchen mal etwas anderes (2).“ Oder aber: „Ach, Frau M., heute ist es nicht so leicht für Sie, oder? Ihnen fehlt Ihr Mann, kann das sein?“ Wichtig wäre es dann, sich insbesondere mit dieser Teilnehmerin zu beschäftigen und ihr so das Gefühl von Sicherheit wiederzugeben.

Diese Beispiele sind auf viele Situationen, in denen Teilnehmende herausfordernde Verhaltensweisen zeigen, übertragbar. Sicherlich kann es nicht immer gelingen, in allen Situationen den darin gestellten Anforderungen gerecht zu werden. Die Praxis zeigt allerdings, dass es gerade in den Sporteinheiten kaum zu jenen schwierigen Verhaltensweisen kommt, sofern es gelingt, von Beginn an ressourcenorientiert und positiv verstärkend zu arbeiten und die Teilnehmenden nicht zu überfordern. So kommt es zusammenfassend zu folgenden Effekten:

- Die demenzerkrankte Person erlebt sich durch die stetigen positiven Rückmeldungen der Gruppenleitung als kompetent und sicher.
- Dadurch kommt es zu einer Stärkung der Selbstbestimmung und der Selbstsicherheit und einer Verringerung des Gefühls von Hilflosigkeit.
- Die Aufrechterhaltung des psychischen Wohlbefindens steigt an und es gelingt besser, die noch vorhandenen Ressourcen zu nutzen.
- So erleben sich demenzerkrankte Menschen wieder als Person, zu einer Gesellschaft gehörend und in gewissem Maße als autonom.

ZUSAMMENFASSUNG

Sportliche Interventionen können für demenzerkrankte Menschen eine Hilfestellung dabei sein, möglichst lange eine maximale Lebensqualität zu erhalten (Kitwood 2005; Hirsch 2009; Fischer-Terworth 2013). Voraussetzung dafür ist ein geschulter und überlegter Umgang mit den Teilnehmenden sowie die Fähigkeit, sich in das Innenleben demenzerkrankter Personen hineinzuversetzen und so mögliches Verhalten zu antizipieren.

4 Stundenbilder

Von Birgit Backes

Zur besseren Lesbarkeit sind in allen Stundenbildern die Teilnehmenden der Sportstunden mit „TN“, die Übungsleitenden mit „ÜL“ abgekürzt. In den Stundenbildern haben wir für alle Personen die männliche Form verwendet. Selbstverständlich ist die weibliche Form immer mitgemeint. Am Rand wird jeweils die Aufstellung angezeigt, wo und wie die Teilnehmenden sich für welche Übung am besten platzieren. Am Beginn jedes Stundenbilds gibt es einen Hinweis, welche Materialien für das jeweilige Stundenbild benötigt werden. Alle in den Stundenbildern verwendeten Arbeitsblätter finden Sie als Kopiervorlagen im Anhang und auch als Download unter www.reinhardt-verlag.de/de/downloads/.

Stundenbild 1

Stühle, Wurfsäckchen, Ball, Buchstabenkarten, Esslöffel, Materialien, wie z. B. Wattebäusche, Kastanien, (Tisch)Tennisbälle, Murmeln

Aufwärmphase:

Kreisaufstellung

- Alle TN nennen ihre Namen.
- Der ÜL beginnt mit einem Wurfsäckchen eine von ihm vorgegebene Wurfrunde. Dabei sollen die angespielten TN mit Namen gerufen werden. Der ÜL unterstützt gegebenenfalls.
- Die gleiche Wurfrunde wird mit einem Ball, der geprellt wird, durchgeführt (Abb. 5).

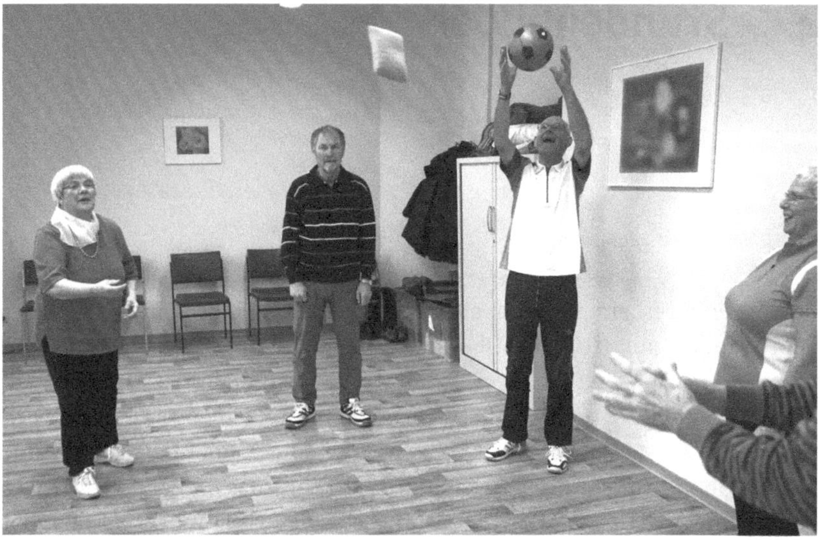

Abb. 5: Wurfrunde mit einem Ball

Dual-Task-Aufgaben und räumliche Orientierung:

- Im Raum hängen 26 Buchstabenkarten von A bis Z (Abb. 6).
- Die TN sollen nacheinander die Buchstaben ihrer eigenen Namen abgehen und dabei jeden Buchstaben mit dem Finger berühren. Diese Übung kann gut in Zweiergruppen durchgeführt werden.

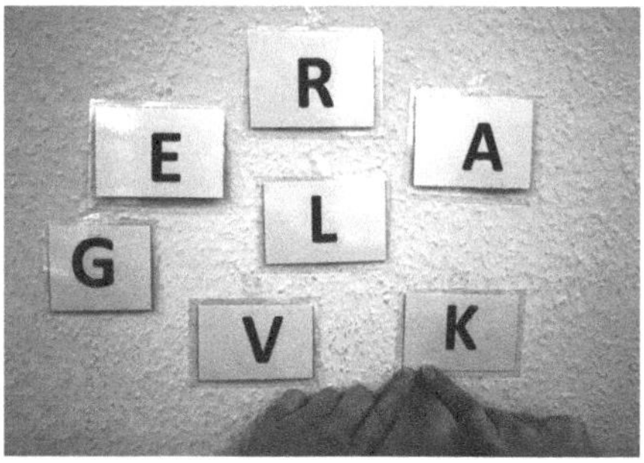

Abb. 6: Buchstabenkarten

- Die TN suchen sich weitere Worte, deren Buchstaben sie gemeinsam abgehen.
- Zur Erhöhung der Schwierigkeit können die Wörter rückwärts abgearbeitet werden.

Trinkpause: Nach ca. 20 bis 25 Minuten Aktivierung wird eine Trinkpause empfohlen.

Stärkung der Muskulatur, Koordination, allgemeine Beweglichkeit, Herz-Kreislauf-Training, Balanceübung:

- Die TN marschieren auf der Stelle, die Arme schwingen mit. Beim Marschieren die Knie etwas höher heben lassen.

Kreisaufstellung

- Dann im Wechsel die rechte/linke Fußspitze vorsetzen.
- Danach im Wechsel die rechte/linke Ferse vorsetzen.
- Die TN gehen gemeinsam in den Zehenstand und wieder hinab auf die Fußsohle.

Handreichung

- Im gleichen Auf- und Ab-Rhythmus zählen sie und der ÜL gemeinsam bis 15.
- Im zweiten Durchgang von 15 rückwärts zählen.

- Die TN gehen in den Bärenstand (Abb. 7): Dabei stehen die Beine hüftbreit, die Knie sind leicht gebeugt und die Hände auf die Oberschenkel gestützt (Fingerspitzen zeigen nach innen).

frei stehend im Bärenstand

- Aus dieser Grundposition gehen die TN in die Hocke. Dabei ist zu beachten, dass die Knie nie vor die Fußspitzen kommen.

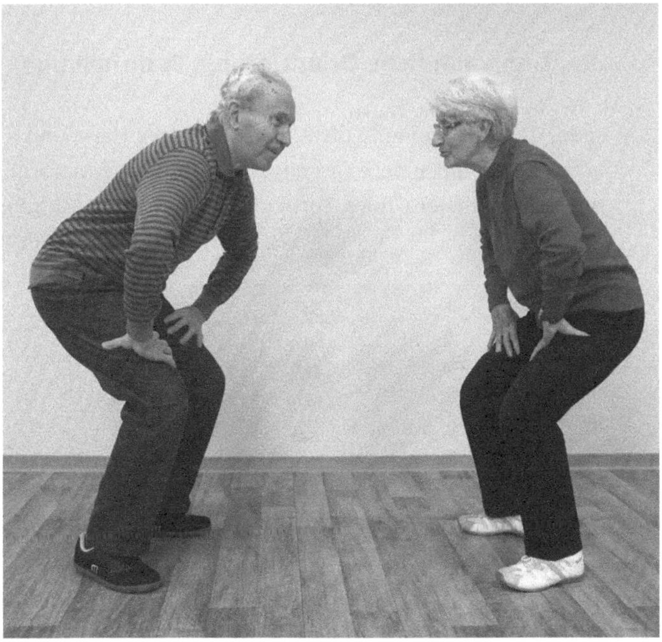

Abb. 7: Bärenstand

TIPP

Um einen strukturierten Bewegungsablauf zu erreichen, ist es bei dieser Übung empfehlenswert, mit folgendem Spruch zu arbeiten: „Eins, zwei, drei, tief – eins, zwei, drei, hoch."

- Nach mehrmaligem Hoch- und Tiefgehen kann die Übung intensiviert werden, wenn sich die TN in der Hockposition einmal anlächeln (mit dieser Taktik wird die statische Haltearbeit der Oberschenkelmuskulatur um einige Sekunden verlängert).

frei stehend

- Die TN strecken die Arme nach vorne, ballen abwechselnd die Hände zur Faust und spreizen die Finger wieder (zehn Mal pro Hand).
- Dann am gestreckten Arm mit lockerer Faust im Handgelenk kreisen.
- Dann kreist ein Arm nach rechts, der andere nach links.
- Die Arme mit geöffneten Händen nach vorne strecken. Die Daumen zeigen zur Decke und die Arme hebeln hoch und tief.

TIPP

Alle Übungen zur Stärkung der Muskulatur sollten mehrfach durchgeführt werden.

Koordination, räumliche Orientierung, Wahrnehmung:

Kreisaufstellung

- Jeder TN erhält einen Löffel in seine starke Hand und jeder zweite TN einen Löffel mit einem Gegenstand darauf. Die Materialien sollten von unterschiedlicher Größe, Form und Gewicht sein (Abb. 8).

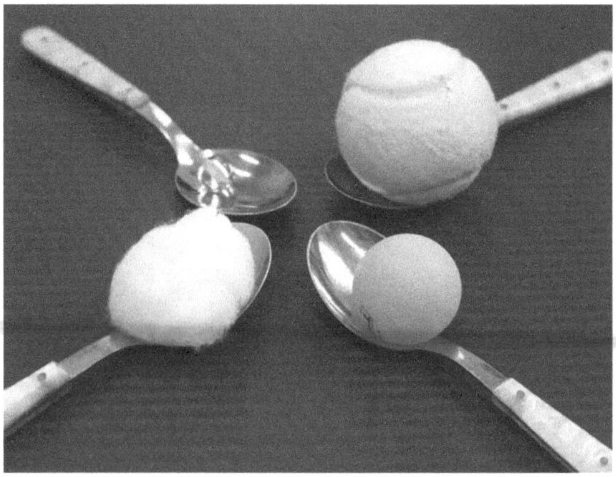

Abb. 8: Materialien

- Die TN bewegen sich weitläufig und frei im Raum und übergeben ihren Löffelinhalt in den Löffel des Partners, der zu Beginn der Stunde ihr Wurfpartner war (Abb. 9). Gerne kann dieser Weg auch umgekehrt gelaufen werden, sodass die TN den Löffelinhalt von der Person erhalten, der sie zuvor abgegeben haben.
- Die TN sollten die Löffel in die schwache Hand wechseln und die Übung auch damit durchführen.

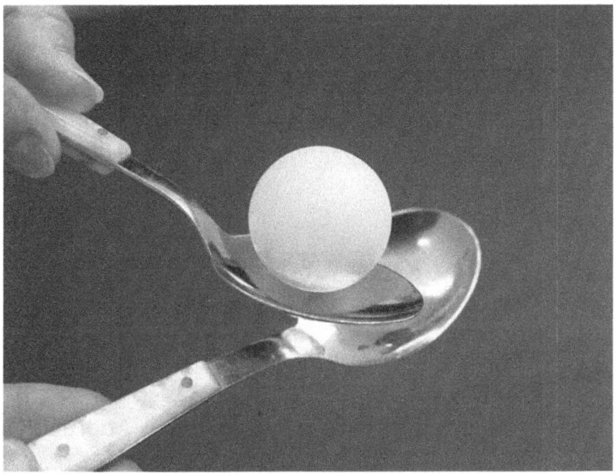

Abb. 9: Übergabe

Abschluss: Spiel

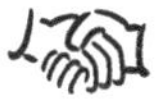

Stuhlkreis mit einem zusätzlichen Stuhl

- Alle TN sitzen auf den Stühlen.
- Der freie Stuhl steht rechts neben dem ÜL. Dieser beginnt mit dem Spruch: *„Mein rechter, rechter Platz ist frei, ich wünsche mir die/den … herbei!“.* Die gewünschte Person steht von ihrem Stuhl auf und setzt sich auf den freien Platz.
- Nun sagt immer der TN den Spruch auf, der rechts einen freien Stuhl neben sich hat.

Stundenbild 2

Wurfsäckchen, Arbeitsblatt „Übers Jahr“ (Anhang, Kopiervorlage 1), Einmachgummiringe

Aufwärmphase: räumliche Orientierung

Kreisaufstellung

- Der ÜL beginnt mit einem Wurfsäckchen eine von ihm vorgegebene Wurfrunde. Wenn die Wurfwege von den TN durch mehrfaches Wiederholen gut umgesetzt sind, wird dieses Spiel erweitert, indem die TN ihrem geworfenen Säckchen an den Platz ihres Wurfpartners folgen; dadurch entsteht ein ständiger Platzwechsel und die räumliche Orientierung wird trainiert.

Leichtes Herz-Kreislauf-Training, Koordination, Gleichgewicht, allgemeine Beweglichkeit:

Schrittvarianten im Raum

- Die Füße werden beim Gehen abgerollt, von der Ferse zur Fußspitze.
- Die TN sollen sich vorstellen, einen Abdruck ihres Fußes auf dem Boden zu hinterlassen.

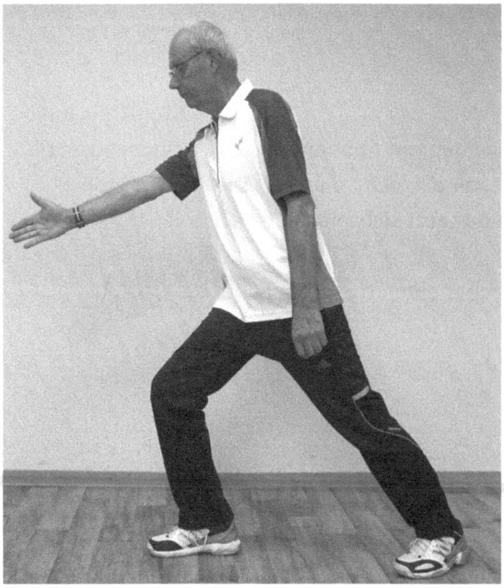

Abb. 10 Passgang

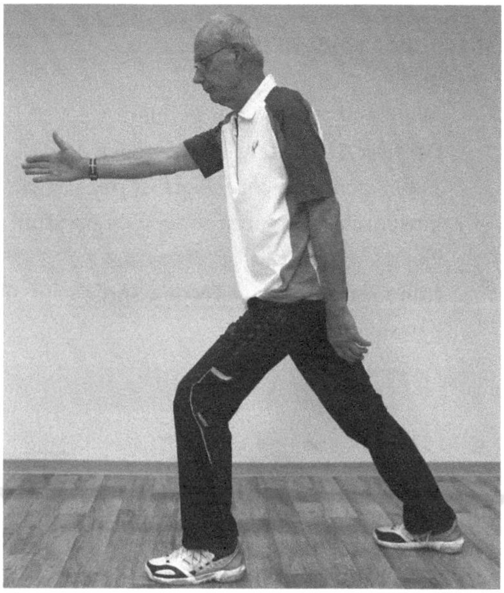

Abb. 11: Diagonal

- Die TN bewegen sich mit großen Schritten durch den Raum.
- Die TN heben ihre Knie so hoch, als wollten sie dicke Steinbrocken übersteigen.
- Die TN gehen in einer ihnen angenehmen Schrittlänge und führen die Arme gleichseitig im Passgang mit: rechter Arm – rechtes Bein (Abb. 10).
- Die TN gehen in einer ihnen angenehmen Schrittlänge und führen die Arme diagonal mit: linkes Bein – rechter Arm (Abb. 11).
- Die TN machen lange Schritte und bleiben in jedem Schritt einen Moment stehen. Diese Gangvariante wird vom ÜL mit der Anweisung gesteuert: *„Schritt und Stopp"*.
- Die TN bewegen sich im eigenen Tempo im Raum und klatschen abwechselnd vor dem Körper und hinter dem Körper in die Hände.

Trinkpause

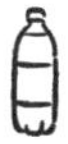

Dual-Task-Aufgaben:

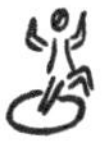

Zweiergruppen

- Arbeitsblatt „Übers Jahr": Der ÜL erklärt die Umsetzung der Monate in Zahlen und die jeweiligen Rechenzeichen.
- Anschließend errechnen sich die TN ihre Ergebnisse, während sie sich ständig im Raum bewegen (z. B. diagonal von einer Raumecke in die andere).

Stärkung der Muskulatur, Wahrnehmung, allgemeine Beweglichkeit:

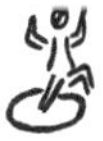

Kreisaufstellung

- Jeder TN erhält einen Einmachgummiring. Dieser wird auf Brusthöhe nah am Körper mit beiden Händen im Ring auseinandergezogen (Abb. 12).
  - Die Hände ziehen nach außen.
  - Die Hände ziehen nach oben und unten.
- Danach arbeiten jeweils die beiden Daumen im Gummiring, anschließend beide Zeigefinger, Mittelfinger, Ringfinger und die kleinen Finger (Abb. 13).
  - Die Finger ziehen nach außen.
  - Die Finger ziehen nach oben und unten.

MERKE

Bei allen Übungen ist zu beachten, dass die Schultern nicht angehoben werden, sondern locker nach unten fallen.

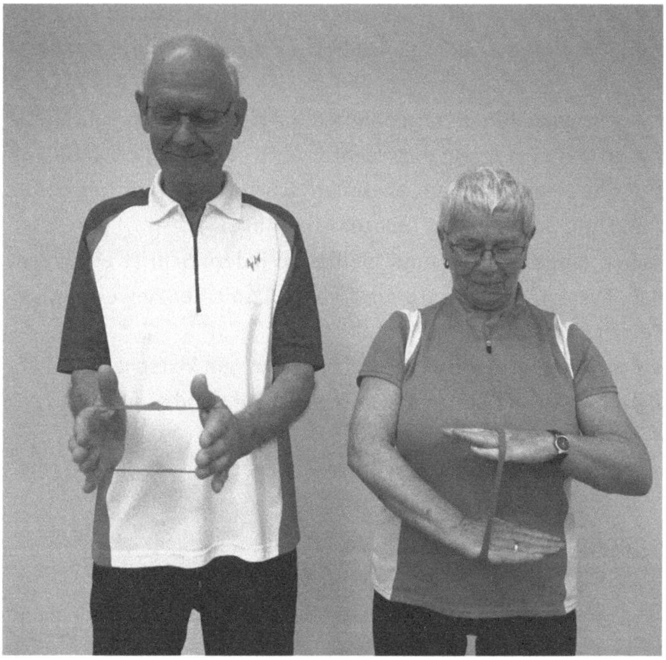

Abb. 12: Handtraining mit Gummiring

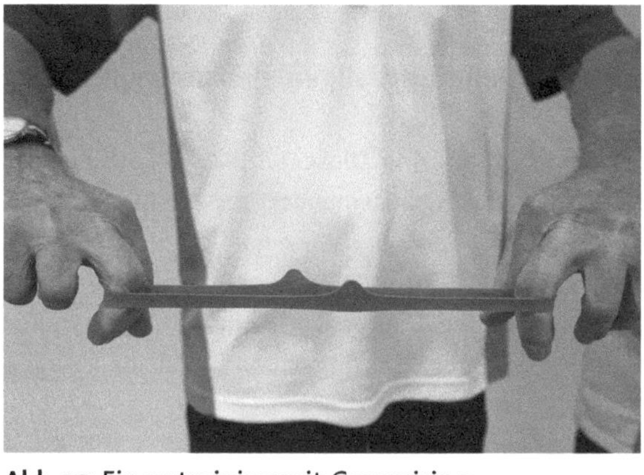

Abb. 13: Fingertraining mit Gummiring

Stärkung der Muskulatur, allgemeine Beweglichkeit:

Kreisaufstellung

- Die TN heben und senken ihre Schultern abwechselnd.
- Dann kreist nur die rechte Schulter, danach nur die linke Schulter.

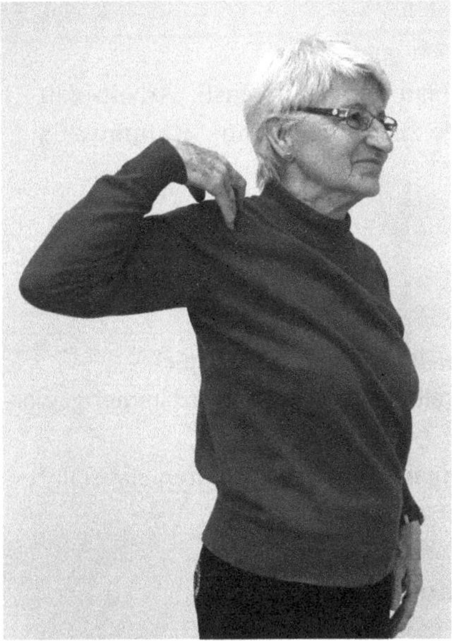

Abb. 14: Schulter-Ellenbogen-Übung

- Die TN legen ihre rechte Hand auf die rechte Schulter oder auf den Brustkorb und lassen den Ellenbogen einen großen Kreis beschreiben (Abb. 14). Die gleiche Übung wird mit der linken Schulter durchgeführt.
- Die TN bringen ihre Arme in die U-Halte (Arme sind seitlich gebeugt, Ellenbogen auf Schulterhöhe) und die Unterarme werden vor dem Körper zusammengeführt und wieder geöffnet.
- Der rechte Arm wird seitlich gestreckt und beschreibt kleine Kreise, die immer größer werden. Die gleiche Übung wird mit dem linken Arm wiederholt.
- Alle Übungen sollten mehrfach wiederholt werden.

Abschluss: Gedicht

- Der ÜL liest ein Gedicht vor: Es kann zur Jahreszeit passen, es kann auch gerne ein altes Gedicht sein, welches den TN vielleicht noch aus Schulzeiten bekannt ist.

TIPP

Hier eignen sich zum Beispiel Gedichte wie *„Herr von Ribbeck auf Ribbeck im Havelland“* von Theodor Fontane oder *„Gefunden“* von Johann Wolfgang von Goethe.

Stundenbild 3

zwei verschiedenfarbige Bälle (z. B. blau und gelb), Musik, Arbeitsblatt „Synonyme“ (Anhang, Kopiervorlage 2), „Zauberschnur“ (Gummiseil), Stühle

Aufwärmphase:

Kreisaufstellung

- Wurfrunde mit zwei verschiedenen Bällen im freien Zuspiel:
  - Ein blauer Ball wird immer geprellt, ein gelber Ball wird immer geworfen.
  - Die TN sollen die Namen der angespielten Partner rufen, dabei unterstützt der ÜL.

Leichtes Herz-Kreislauf-Training, Koordination:

je zwei TN stehen sich gegenüber

- Die TN bewegen sich im Takt zu ausgewählter Musik. Hier eignet sich zum Beispiel das Lied: *„Seemann, deine Heimat ist das Meer“* (von Lolita).
- Die TN marschieren auf der Stelle und schwingen die Arme vor dem Körper hoch und tief.
- Die TN wechseln ihre Standposition, indem sie aufeinander zugehen und sich am Begegnungspunkt voreinander verneigen, dann weitergehen zum Ausgangspunkt des Partners.
- Die TN gehen aufeinander zu, klatschen sich mit beiden Händen ab und gehen weiter zum Ausgangspunkt des Partners.
- Die TN gehen aufeinander zu, haken sich ein, drehen sich und gehen weiter zum Ausgangspunkt des Partners (Abb. 15).

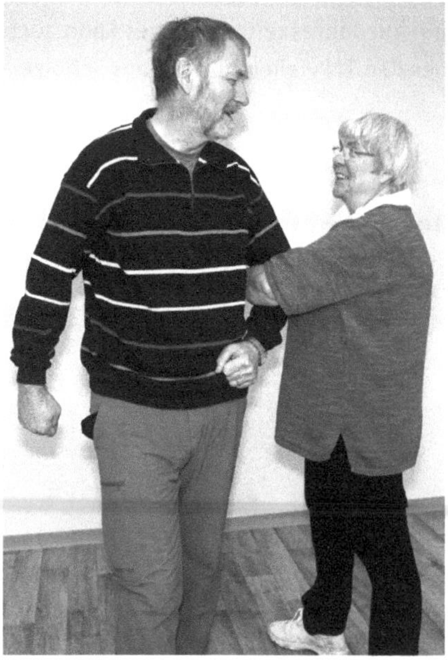

Abb. 15: Die Teilnehmenden haken sich unter

TIPP

Wie diese Schrittfolgen im Detail eingesetzt werden, ist dem ÜL freigestellt.

Kreisaufstellung mit Musik

- Hier eignet sich das Lied: „Ein Schiff wird kommen" (Lale Anderson).
- Die TN setzen den rechten Fuß und den linken Fuß im Wechsel vor und klatschen dabei in die Hände.
- Die TN kommen zusammen und legen ihre rechten Hände aufeinander, drehen den Körper seitlich nach links und gehen im Kreis (Abb. 16).
- Dann werden die linken Hände aufeinander gelegt und der TN-Kreis bewegt sich in die andere Richtung.

TIPP

Auch hier sollen die Tanzformation und die Musikauswahl nur eine Idee sein. Die Lieder können gerne zwei- bis dreimal abgespielt werden, damit etwas mehr Sicherheit bei den Schrittfolgen entsteht.

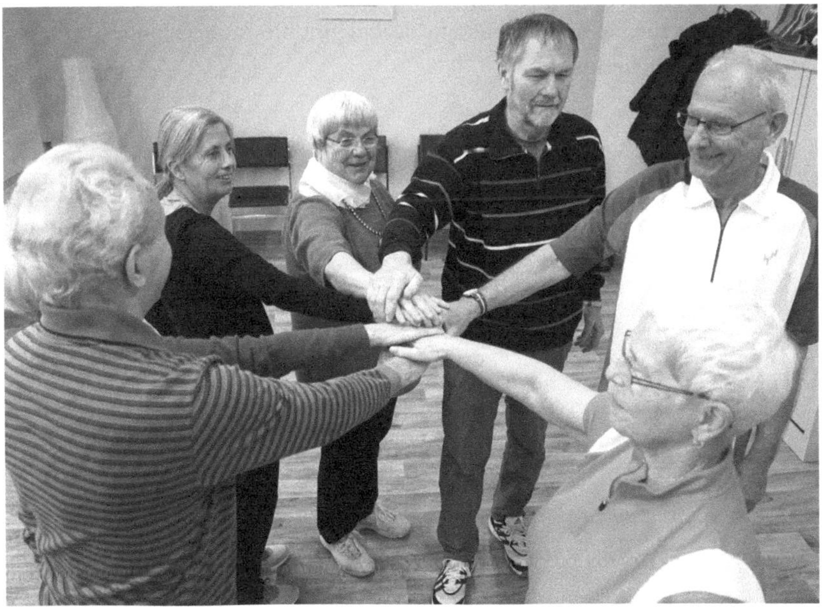

Abb. 16: Kreistanz

Trinkpause

Dual-Task-Aufgabe:

Kreisaufstellung

- Arbeitsblatt „Synonyme“: Der ÜL nennt ein Adjektiv und die TN rufen Worte mit ähnlicher Bedeutung in den Raum, während sie kontinuierlich den rechten und den linken Fuß im Wechsel vorsetzen.
- Die Schwierigkeit kann erhöht werden, wenn die Füße zusätzlich auch einen Schritt zurück machen – zwei Schritte vor, zwei Schritte zurück.

Stärkung der Muskulatur, Koordination:

Kreisaufstellung

- Die TN stehen in einem hüftbreiten Stand und fassen mit beiden Händen die „Zauberschnur“, ein ringförmiges Gummiseil (Abb. 17).
- Alle Arme kreisen gleichzeitig mit der Schnur vorwärts; dabei sollten Rücken und Beine dynamisch mitarbeiten. Es wird auch in die entgegengesetzte Richtung gearbeitet.
- Die TN halten die Schnur etwa auf Kopfhöhe und bringen sie von dort zu den angehobenen Knien (rechtes und linkes Knie im Wechsel).
- Die TN bewegen sich mit einem Seitschritt im Kreis. Bei jedem Schritt zur Seite werden die Arme vorgestreckt.
- Die TN gehen in den Zehenstand. Dabei gibt die Zauberschnur optischen Halt und Sicherheit.

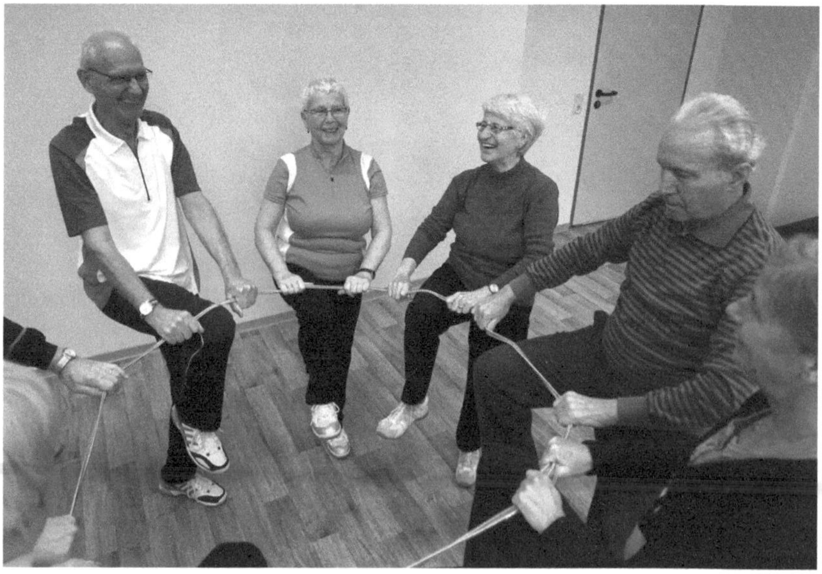

Abb. 17: Zauberschnur

- Die TN wippen mit ihren Füßen, einmal sind die Zehen in der Luft, einmal die Fersen.
- Die TN fassen die Schnur mit der linken Hand und gehen im Kreis. Die rechte Hand greift immer wieder nach oben und pflückt z. B. Äpfel.
- Die Hand greift nach unten und erntet Kartoffeln.
- Anschließend die Übung mit der rechten Hand an der Schnur wiederholen.
- Die TN halten die Schnur mit beiden Händen und setzen im Wechsel den rechten und den linken Fuß zurück, dabei werden die Arme vorgestreckt.

Abschluss: Entspannungsübung

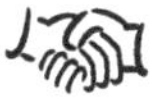

Augenentspannung im Stuhlkreis

- Die TN sitzen auf Stühlen.
- Sie reiben ihre Hände fest aneinander und legen die warmen Hände auf ihre geschlossenen Augen.
- Der ÜL gibt die Anweisung, mit geschlossenen Augen den Blick zur Decke richten, dann zum Boden, nach rechts und nach links.
- Der ÜL nennt eine Zahl auf der Uhr und die TN richten ihren Blick darauf z. B. auf drei Uhr, fünf Uhr, elf Uhr usw.
- Gerne kann diese Augenentspannung mit Musik untermalt werden; sehr angenehm sind klassische Werke für Harfe und Flöte.

Stundenbild 4

mehrere Wurfsäckchen in verschiedenen Farben,
Bälle

Aufwärmphase:

Kreisaufstellung

- In dieser Stunde wird die Wurfrunde mit mehreren, verschiedenfarbigen Säckchen durchgeführt.
- Dabei gibt es zu jeder Farbe eine Anweisung, zum Beispiel:
  - blau – mit beiden Händen fangen und werfen,
  - rot – mit der rechten Hand fangen und werfen und
  - lila – mit der linken Hand fangen und werfen.

TIPP

Die Wurfsäckchen können mehrfach in den Farben eingesetzt werden und sollten nach Möglichkeit nur mit den jeweils vorgegebenen Händen gefangen und geworfen werden.

Koordination, Gleichgewicht, Reaktionsvermögen:

Kreisaufstellung: Ballübungen

- Die TN prellen den Ball und fangen ihn wieder mit beiden Händen.
- Die TN werfen den Ball hoch und fangen ihn wieder mit beiden Händen.
- Die TN prellen ihren Ball nur mit der rechten oder der linken Hand.
- Die TN prellen ihren Ball in der Bewegung mit der rechten oder der linken Hand.

Kreisaufstellung

- Die TN prellen ihre Bälle mit beiden Händen einmal vor dem Körper und fangen sie mit beiden Händen.
- Dann prellen alle ihre Bälle an die rechts neben ihnen stehende Person. Gleichzeitig müssen sie den von links kommenden Ball fangen.
- Dann wieder vor dem Körper prellen, anschließend wieder nach rechts usw.

TIPP

Der ÜL muss einen einheitlichen Wurfrhythmus angeben. Diese Prellvariante wird natürlich auch nach links durchgeführt.

Trinkpause

Dual-Task-Aufgaben, Koordination:

Partnerübung

- Zwei TN stehen sich mit einem Ball gegenüber.
- Sie werfen sich den Ball kontinuierlich zu. Wenn möglich, bewegen sie sich gleichzeitig mit Seitschritten im Raum (Abb. 18).
- Während dieser körperlichen Aktivierung nennen die TN Tiernamen von A bis Z. Es sollten gemeinsam mehrere Tiere mit demselben Anfangsbuchstaben gesucht werden.

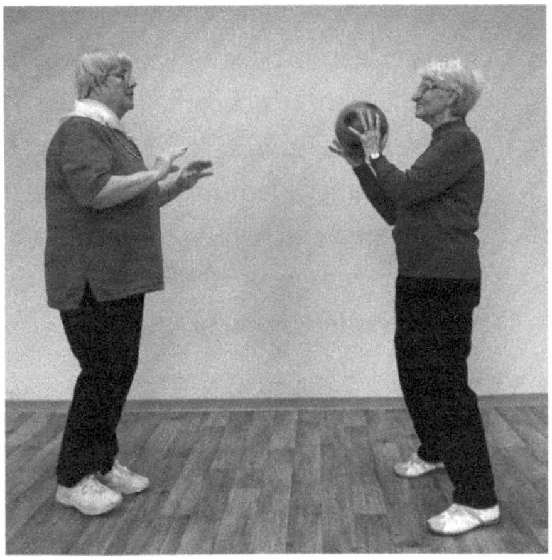

Abb. 18: Seitschritt mit Ball

Stärkung der Muskulatur:

Kreisaufstellung

- Die TN strecken ihre Arme nach vorne mit dem Ball zwischen den Händen. Sie drücken den Ball mehrfach zusammen.
- Danach wird mit beiden Händen eine Vibration auf den Ball ausgeübt.
- Die TN halten den Ball nah am Körper auf Brusthöhe und üben erneut Druck und Vibration aus.
- Die TN halten den Ball mit gestreckten Armen über den Kopf und üben auch dort kurze Druckimpulse und Vibration auf den Ball aus (Grabbe/Lammertz 2005).
- Die TN geben den Ball locker um ihren Körper.
- Die TN geben den Ball mit gestreckten Armen um ihren Körper.
- Die TN führen den Ball mit ihrer rechten Hand und berühren damit das angehobene linke Knie und gehen wieder in die Ausgangsposition zurück (Abb. 19).
- Diese Bewegung kann zehnmal durchgeführt werden, dann führt die linke Hand zum rechten angehobenen Knie.

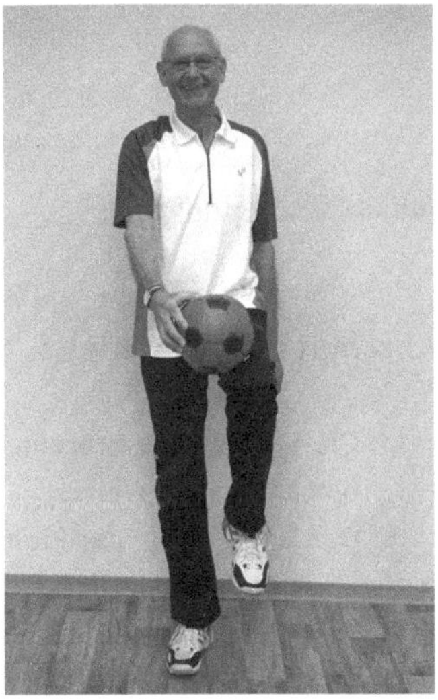

Abb. 19: Ball berührt Knie

Wahrnehmungsübungen:

Partnerübung

- Zwei TN bewegen sich mit einem Ball im Raum.
- Hierbei klemmt der Ball zwischen den Oberarmen der beiden TN und wird mit leichtem Druck gehalten. Diese Wahrnehmungsübung wird mit jeder Armseite ausgeübt.
- Im Anschluss klemmt der Ball zwischen den Hüften der TN und wieder bewegen sie sich vorwärts im Raum (Abb. 20).
- Zuletzt klemmt der Ball zwischen den Rücken der TN und sie bewegen sie seitwärts im Raum.

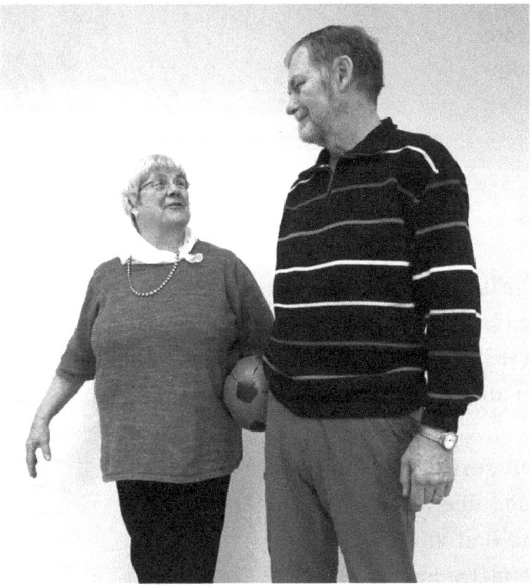

Abb. 20: Ballklemme

Abschluss: Eine Ballriege

- Die TN stehen hintereinander und geben einen Ball über den Kopf an die hintere Person weiter.
- Der letzte TN in der Riege kommt mit dem Ball nach vorne und beginnt neu mit der Ballweitergabe.
- Gerne kann der Ball auch über die Seite weitergegeben werden, mal nach rechts, mal nach links.

Stundenbild 5

Wurfsäckchen, Buchstabenkarten, Stühle, Bierdeckel, Arbeitsblatt „Gegenteile nennen“ (Anhang, Kopiervorlage 3)

Aufwärmphase:

Kreisaufstellung

- Der ÜL zählt die TN durch: Eins, zwei, eins, zwei usw.
- Alle TN mit der Zahl Eins werfen sich ein Wurfsäckchen im Uhrzeigersinn zu und alle TN mit der Zahl Zwei werfen sich ein Wurfsäckchen in die gegenläufige Richtung zu.
- Gerne kann in jede Richtung – in Abhängigkeit von der TN-Zahl – ein zweites oder drittes Säckchen geworfen werden.

Leichtes Herz-Kreislauf-Training, allgemeine Beweglichkeit:

freie Bewegung im Raum

- Die TN stellen sich vor, sie sind bei Ebbe und Flut am Strand und der ÜL gibt die Bewegungsvarianten vor:
  - Alle TN spazieren gemütlich am Strand und bücken sich mehrfach, um Muscheln aufzusammeln.
  - Die ersten Priele laufen voll und die TN übersteigen sie.

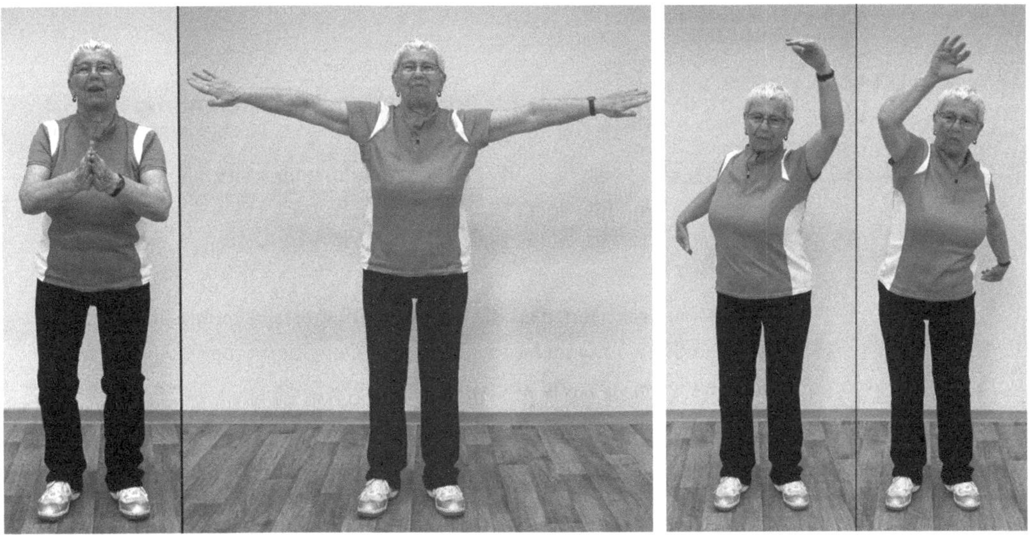

Abb. 21: Schwimmbewegungen

- Die TN bespritzen sich mit dem Wasser aus den Prielen.
- Die TN machen leichte Hüpfer in die Priele.
- Der Wasserspiegel steigt und die TN waten mit angehobenen Knien durch das Meer.
- Das Wasser steht den TN bis zur Brust und alle müssen mit den Armen eine Brustschwimmbewegung ausführen.
- Die TN wechseln mehrfach zwischen Kraulen und Brustschwimmen und gehen dabei ständig durch den Raum (Abb. 21).
- Jetzt geht die Flut langsam zurück und die bisherigen Übungen werden in umgekehrter Reihenfolge nochmal durchgeführt.

Dual-Task-Aufgabe:

zu zweit im Raum bewegen

- Die TN erhalten jeweils zu zweit eine Buchstabenkarte.
- Es wird das Spiel *„Koffer packen"* gespielt, verbunden mit dem Spruch: *„Ich packe meinen Koffer und nehme ... mit."*
- In den Koffer darf alles gepackt werden, was mit dem Buchstaben beginnt, den die TN erhalten haben. Es spielt keine Rolle, ob diese Sachen tatsächlich für einen Koffer bzw. eine Reise passend wären.
- Gemeinsam werden immer wieder alle bereits genannten Gegenstände aufgezählt, wenn der Spruch gesprochen wird.
- Nach ein paar Minuten wird diese Spielrunde beendet und alle TN dürfen im Kreis einige der gedanklich eingepackten Gegenstände nennen.

Trinkpause

Stärkung der Muskulatur, Koordination, Wahrnehmung:

Stuhlkreis

- Die TN sitzen auf der vorderen Stuhlkante der Sitzfläche. Jeder TN bekommt einen Bierdeckel.

MERKE

Dabei ist zu beachten, dass die Fuß- und Kniegelenke genau übereinander stehen und etwa hüftbreit geöffnet sind. Der Oberkörper ist aufgerichtet und in einigem Abstand zur Stuhllehne.

- Der Bierdeckel wird locker um den Körper gereicht.
- Der Bierdeckel wird hinter dem Rücken in die andere Hand übergeben und im fließenden Verlauf über dem Kopf in die andere Hand übergeben.

- Der Bierdeckel wird von den TN in der rechten Hand gehalten. Der rechte Arm ist seitlich gestreckt und dreht mehrfach im Schultergelenk. Diese Übung wird auch mit der linken Armseite ausgeführt.
- Die TN geben den Bierdeckel in Form einer liegenden Acht durch ihre im Wechsel angehobenen Beine.
- Der Bierdeckel wird unter den linken Fuß gelegt und im Wechsel berühren die Ferse und die Zehen den Bierdeckel (Abb. 22). Das Knie wird bei dieser Übung immer wieder angehoben, um den Wechsel zwischen Hacke und Spitze an einem Punkt gut zu schaffen. Dann erfolgt diese Übung mit dem rechten Fuß.
- Um jetzt die Beinmuskulatur etwas zur Ruhe kommen zu lassen und den Rücken zu entspannen, sollen sich die TN gemütlich auf ihren Stuhl setzen.

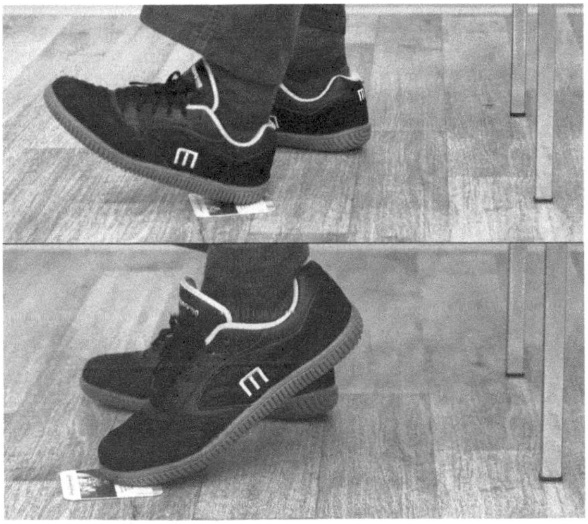

Abb. 22: Bierdeckel

Dual-Task-Aufgaben:

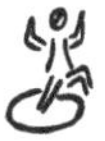

Stuhlkreis

- Die TN klopfen sich mit den Händen auf ihre Oberschenkel.
- Im Anschluss berühren sie mit der rechten Hand die Nasenspitze und mit der linken Hand das rechte Ohr.
- Dann folgt wieder ein Schlag auf beide Oberschenkel und im Anschluss berühren die TN gleichzeitig mit der linken Hand die Nasenspitze und mit der rechten Hand das linke Ohr (Voelcker-Rehage et al. 2012).

- Wenn dieser Bewegungsablauf verinnerlicht ist, ruft der ÜL Adjektive (Arbeitsblatt „Gegenteile nennen“) in den Raum und die TN nennen die Gegenteile, während die oben genannte Koordinationsübung beständig fortgeführt wird.

TIPP

Zu Beginn können die TN zuerst nur jeweils mit der rechten Hand an das linke Ohr fassen und umgekehrt, dann abwechselnd die Nasenspitze mit der rechten Hand und mit der linken Hand berühren und dann beides verbinden.

Stuhlkreis

- Die TN nehmen wieder ihre Sitzposition auf der vorderen Stuhlkante ein und legen die Bierdeckel erneut unter den linken Fuß.
- Nur der Fußballen belastet den Bierdeckel und bewegt diesen in Kreisen auf dem Boden – nach innen und außen. Diese Übung wird auch mit dem rechten Fuß durchgeführt.

- Die TN lehnen sich mit dem Oberkörper etwas zurück und stützen sich mit den Händen hinten an der Stuhllehne ab.
- Beide Füße heben sich vom Boden und sollen eine Radfahrbewegung ausführen. Die TN sollen sowohl vorwärts als auch rückwärts radeln (Abb. 23).

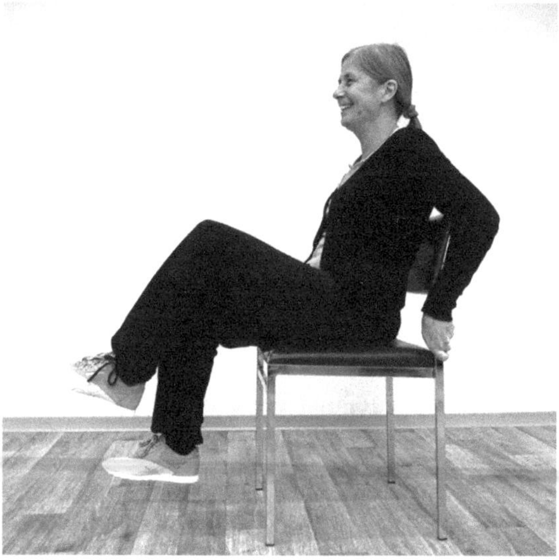

Abb. 23: Radfahren

TIPP

Sollte diese Übung mit beiden Füßen gleichzeitig zu schwierig sein, kann sie auch gerne nur mit einem Bein, im Wechsel zwischen rechtem und linkem Bein, durchgeführt werden.

- Die TN legen die Bierdeckel auf ihre linken Oberschenkel, lösen den linken Fuß vom Boden und strecken und beugen die Unterschenkel.
- Die gleiche Übung wird mit dem rechten Unterschenkel durchgeführt.

Abschluss: Spiel im Sitzen

sehr enger Stuhlkreis

- Die Gruppe spielt das Spiel: *„Meine Beine, deine Beine, unsere Beine"*
  - Der ÜL und die TN sprechen gemeinsam: *„meine Beine"* – und klopfen sich dabei auf ihre eigenen Oberschenkel.
  - Dann sagen alle: *„deine Beine"* – und klopfen jeweils mit beiden Händen auf die linken Oberschenkel ihrer rechten Sitznachbarn (Abb. 24).
  - Zuletzt sprechen alle: *„unsere Beine"* – und klopfen mit ihren rechten Händen auf die linken Oberschenkel der rechten Sitznachbarn und mit ihren linken Händen auf die eigenen rechten Oberschenkel.
- Dieses Spiel wird auch in die andere Richtung und bei guter Beherrschung im ständigen Wechsel zwischen rechts und links gespielt. Hier ist der Spaßfaktor von großer Bedeutung.

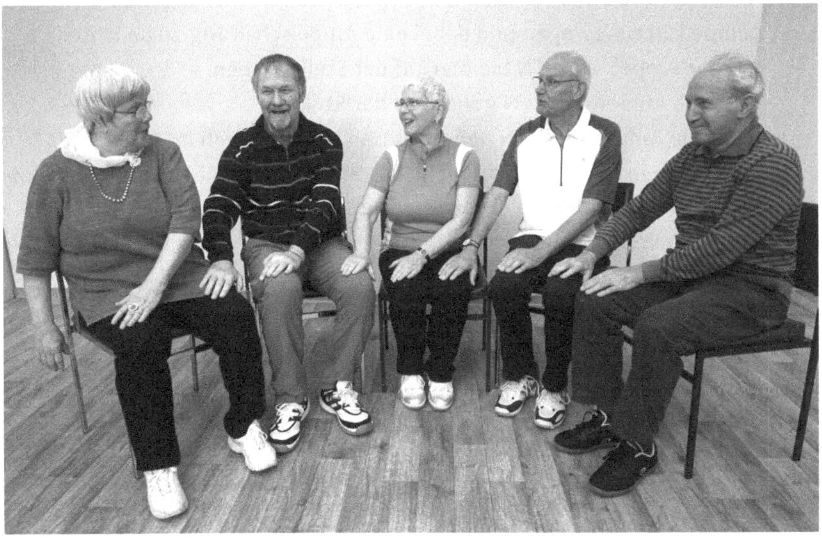

Abb. 24: Meine Beine, deine Beine, unsere Beine

Stundenbild 6

Ball, Handtuch mit aufgemalten Zahlenkreisen, Bierdeckel, handliche Steine

Aufwärmphase:

Kreisaufstellung

- Die Wurfrunde beginnt mit einem freien Zuspiel bei dem die TN ihre Anspielpartner mit Namen nennen.
- Wenn alle Namen wieder erinnert sind, gibt der ÜL vor, an welche Person der Ball geworfen wird und die TN müssen entsprechend reagieren.

Räumliche Orientierung, Koordination:

freie Bewegung im Raum

- Die TN bewegen sich frei im Raum mit der Vorgabe, langsam und umsichtig zu gehen.
- Der ÜL gibt jetzt verschiedene Tempi vor, die TN legen dazu wie beim Autofahren verschiedene Gänge ein: Zu Beginn ruft der ÜL die TN auf, im ersten Gang anzufahren, dann in die nächsthöheren Gänge zu schalten – je höher der Gang desto schneller gehen die TN.
- Auch der Rückwärtsgang darf bedient werden und die TN machen langsam und kontrolliert Schritte rückwärts (Voelcker-Rehage et al. 2012).
- Im weiteren Verlauf werden die TN gebeten, sich mit angenehmem Gehtempo fortzubewegen und dabei eine Ampelschaltung zu beachten:
  - rote Ampel – alle TN bleiben auf der Stelle stehen.
  - gelbe Ampel – alle TN gehen auf der Stelle.
  - grüne Ampel – alle TN gehen los und bewegen sich im Raum.
  - Begegnen sich zwei oder mehr TN, muss jeder TN eine andere Gehrichtung einschlagen.

TIPP

Hier können auch die TN eine Ampelfarbe nennen und die Gruppe leiten.

Trinkpause

Dual-Task-Aufgabe:

Kreisaufstellung

- Die TN marschieren auf der Stelle.
- ÜL und TN erarbeiten sich gemeinsam bestimmte Übungen zu den Vokalen a, e, i, o und u (Abb. 25):
  - a: Die Arme werden seitlich ausgestreckt.
  - e: Die Arme umschlingen den eigenen Körper, sodass die rechte Hand auf der linken Schulter liegt und die linke Hand auf der rechten Schulter.
  - i: Der eigene Zeigefinger zeigt auf sich selbst („ich" zeigen).
  - o: Die Arme werden nach oben gestreckt.
  - u: Die Arme werden nach unten zum Boden gestreckt.
- Diese Bewegungen werden mehrfach zusammen durchgeführt und an das gleichzeitige Marschieren auf der Stelle sollte immer wieder erinnert werden.
- Dann nennt der ÜL kleine Wörter mit möglichst vielen Vokalen, z. B.: Eis, Maus, Blume, Zitrone, Bier, Bohne, Geiger, Schaufel (wenn es gut klappt dürfen die Wörter länger werden, z. B.: Glockenturm, Spielzeug, Schienbein, Abenteuer, Rosenstrauch, Zootiere etc.)
- Bei diesen vom ÜL vorgegebenen Wörtern werden die Konsonanten von den TN buchstabiert und die Vokale durch die Bewegung ersetzt und nicht gesprochen.

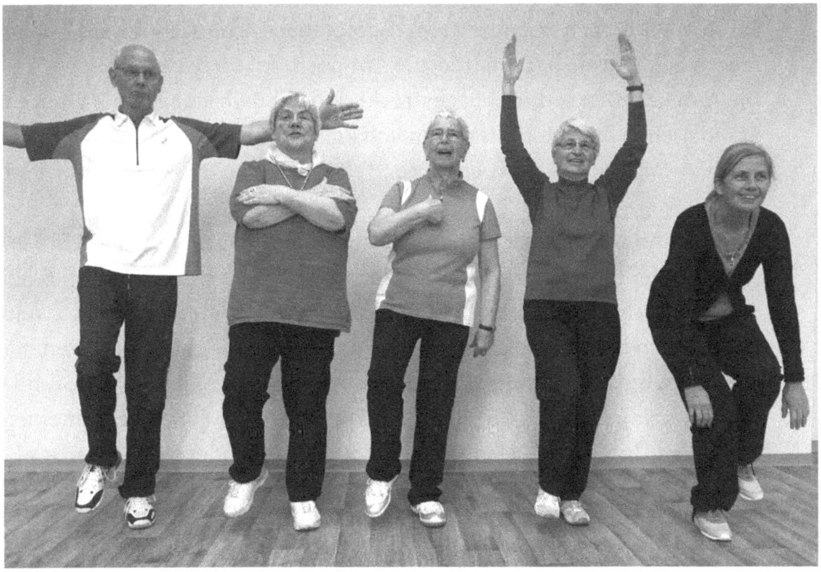

Abb. 25: a, e, i, o, u

- Es ist auch möglich, dass die TN sich selbst ein Wort ausdenken und dieses durch Sprechen und Bewegung präsentieren.

Stärkung der Muskulatur, Dual-Task-Aufgabe, allgemeine Beweglichkeit, Gleichgewicht:

Kreisaufstellung

- Die TN gehen in den Zehenstand (evtl. mit Handreichung).
- Die TN wechseln vom Zehenstand in den Fersenstand (evtl. mit Handreichung).

TIPP

Hier ist es hilfreich, die Übungen im gemeinsamen Rhythmus zu machen und dabei gemeinsam zu zählen: Beispielsweise von Zehn aufwärts oder abwärts oder in Dreierschritten von der 32 abwärts.

- Die rechte Hand berührt das angehobene linke Knie und umgekehrt.
- Das rechte Knie wird so hoch wie möglich angehoben, dabei soll der TN stehenbleiben (auch mit dem angehobenen linken Knie).
- Der linke Ellenbogen zieht in Richtung des angehobenen rechten Knies und umgekehrt.
- Beide Arme werden vorgestreckt. Auf Schulterhöhe ziehen die Ellenbogen nach hinten, wie Paddel, die gegriffen und im Wasser bewegt werden.
- Ein Arm wird nach oben gestreckt, der andere Arm nach unten – dann federn beide Arme nach hinten; die Armposition wechselt.
- Die Arme werden seitlich ausgestreckt und aus dem stabilen hüftbreiten Stand drehen die TN sich langsam und kontrolliert im Oberkörper.
- Beide Arme werden nach oben gestreckt und die TN schauen auf ihre Hände.
- Beide Arme werden nach oben gestreckt und hebeln vor und zurück, dabei ist der Blick nach vorne gerichtet.
- Aus dem stabilen hüftbreiten Stand sollen die TN mit einer Hand so weit wie möglich nach vorne greifen, ohne das Gleichgewicht zu verlieren.
- Diese Übung kann erweitert und erschwert werden, indem die Standfläche verringert wird, z. B. durch das Engstellen der Füße oder mit einer instabilen Unterlage – Handtuch, gerollte Matte oder Balancepad – als Standfläche (Abb. 26).

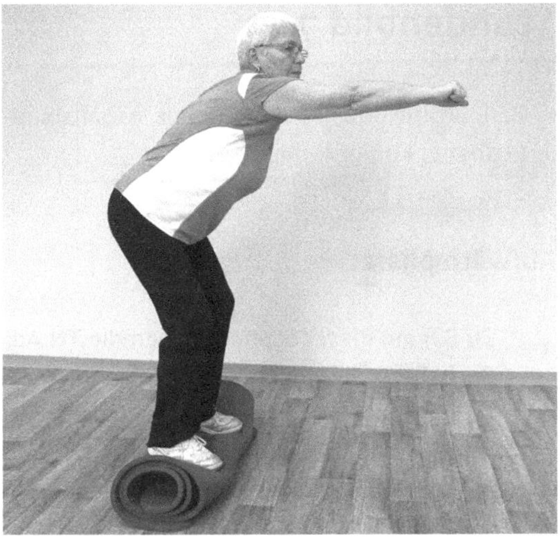

Abb. 26: Greifen auf instabiler Unterlage

MERKE

Alle bisher genannten Übungen sollten mehrfach wiederholt werden und ihr Schwierigkeitsgrad auf die jeweiligen TN angepasst sein.

Abschluss: Spiel

- Ein Handtuch, auf das Kreise mit Zahlen aufgezeichnet sind, soll als Spielteppich dienen (Abb. 27).
- Jeder TN erhält drei Bierdeckel und drei Steine und soll von einer festgelegten Entfernung aus das Wurfmaterial auf das Handtuch werfen.
- Ziel ist es, die Flugweite der unterschiedlichen Materialien richtig einzuschätzen, um möglichst viele Kreise zu treffen.
- Die getroffenen Punktzahlen können zusammengezählt werden, für das Abschlussspiel können auch zwei Mannschaften gebildet werden.

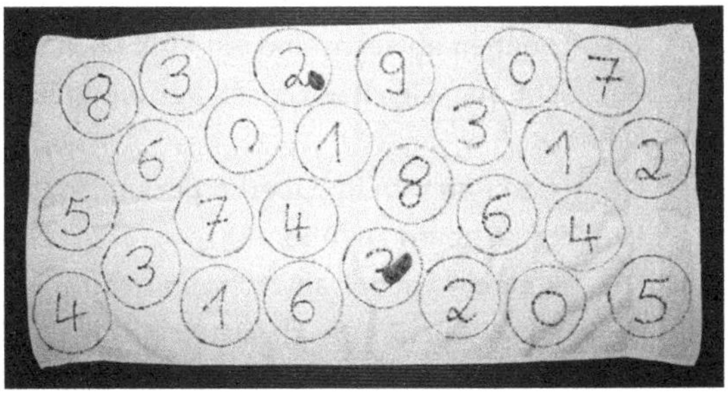

Abb. 27: Spielteppich

Stundenbild 7

Ball, Stühle, Musik, Handtücher, Arbeitsblatt „Verbinde A zu 1 / B zu 2“ (Anhang, Kopiervorlage 4), Stifte

Aufwärmphase:

Kreisaufstellung

- Zu Beginn dieser Stunde suchen die TN Adjektive, die mit dem gleichen Buchstaben beginnen wie der eigene Vorname, z. B. freundliche Friederike, mutige Marta oder rüstiger Richard.
- Jetzt beginnt die Wurfrunde mit einem Ball: Die TN spielen sich mit Zuruf des Adjektivs und des Vornamens gegenseitig den Ball zu. Wer angespielt wird, dürfen die TN frei entscheiden.

Leichtes Herz-Kreislauf-Training, Koordination:

Stuhlkreis

- Die TN sitzen auf der vorderen Stuhlkante, die Beine sind im rechten Winkel aufgestellt, sodass Knie- und Fußgelenke übereinander stehen.
- Zu einem Lied (z. B. Beethovens *„Marsch des Yorck'schen Korps“*) marschieren die TN im Sitzen auf der Stelle und bewegen ihre Arme kräftig mit.
- Die TN setzen im Wechsel eine Fußspitze vor und schieben den gleichseitigen Arm vor.
- Die TN tippen abwechselnd mit der rechten Fußspitze nach rechts und mit der linken Fußspitze nach links.
- Diese Bewegung kann mit der entsprechenden Armbewegung in die gleiche Richtung ergänzt werden.
- Die TN klatschen zu einem neuen Lied (z. B. *„Gruß an Kiel“*) mit ihren Händen mehrfach auf ihre Oberschenkel, es folgt ein Klatschwechsel aus Oberschenkelklatsch und einem Handklatsch.
- Weiter klatscht die rechte Hand auf den linken Oberschenkel und umgekehrt – zuerst nacheinander, dann gleichzeitig.
- Die TN heben abwechselnd ein Knie hoch und strecken den Unterschenkel leicht vor, gleichzeitig schlägt die gleichseitige Hand auf den Oberschenkel.
- Die TN drehen sich im Oberkörper und klatschen ihrem rechten und linken Sitznachbarn zu (Abb. 28).
- Die TN heben wieder abwechselnd ein Knie hoch und strecken den Unterschenkel leicht vor, gleichzeitig schlägt die diagonale Hand auf den Oberschenkel.

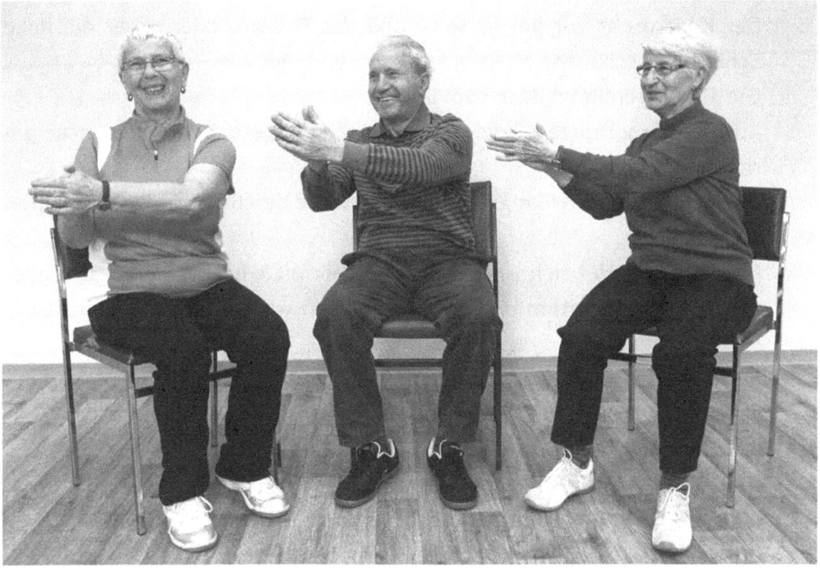

Abb. 28: Die Teilnehmenden klatschen in Richtung ihrer Sitznachbarn

Trinkpause

Dual-Task-Aufgabe:

zwei Gruppen verteilt im Raum

- Von dort starten die TN zu den zwei ausgelegten Arbeitsblätter, auf welchen sie Zahlen und Buchstaben verbinden sollen (A zu 1, B zu 2, etc.). Diese Übung ist als Staffellauf konzipiert.
- Bei stabiler Gehfähigkeit der TN kann dieses Spiel auch auf Zeit gespielt werden. Welche Gruppe hat zuerst alle Verbindungen gezeichnet?

Allgemeine Beweglichkeit, Stärkung der Muskulatur:

Stuhlkreis

- Die TN sitzen auf der vorderen Stuhlkante und achten fortwährend auf eine aufgerichtete Sitzposition und die richtige Beinstellung (rechter Winkel, Fuß- und Kniegelenke übereinander).
- Die TN ziehen mit locker hängenden Schultern ihren Nacken lang und positionieren sich mit leichtem Doppelkinn.
- Aus dieser Ausgangsstellung drehen die TN ihren Kopf weit nach rechts und versuchen, über ihre rechte Schulter zu schauen. Langsam wandert der Blick zurück über die Körpermitte.

- Der Kopf dreht zur linken Seite und die TN versuchen, über die linke Schulter zu schauen.
- Die TN richten ihren Blick zum Boden.
- Aus der Körpermitte wird der Blick Richtung obere rechte Raumecke gerichtet.
- Dann richten die TN langsam über die Mitte den Blick zur linken oberen Raumecke.
- Der Kopf befindet sich wieder in der Körpermitte in der oben beschriebenen Ausgangsposition und beide Schultern werden mehrfach Richtung Boden gezogen.
- Im Anschluss neigt sich das rechte Ohr leicht zur rechten Schulter, dann das linke Ohr zur linken Schulter; diese Übungen sollten einige Male sehr langsam durchgeführt werden.
- Die TN legen ihre rechte Hand auf die linke Schulter und heben die Ellenbogen auf Schulterhöhe an. Aus dieser Position sollen die TN ihren Oberkörper langsam nach links drehen, danach wechseln sie die Seiten.
- Die TN legen ihre Hände locker auf die Oberschenkel und drehen ihren Oberkörper so weit zu einer Seite, dass die rechte oder linke Körperseite der Stuhllehne zugewandt ist.
- Die TN greifen mit der rechten Hand von oben in eine gedachte linke Gesäßtasche und umgekehrt (Abb. 29).

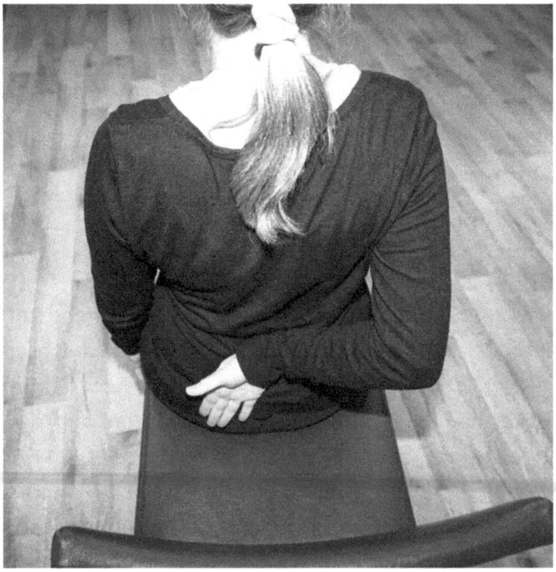

Abb. 29: Griff zur gedachten linken Gesäßtasche

- Die TN strecken den rechten Arm nach rechts oben und dann am linken Unterschenkel außen vorbei nach unten. Die Übung sollte mehrfach mit der rechten Seite ausgeführt werden, dann zum linken Arm wechseln.
- Immer noch in der beschriebenen Ausgangssitzposition wird die Koordinationsübung: „auf, auf, zu, zu“ durchgeführt.
  - Der ÜL gibt das Stichwort „auf“, woraufhin die TN ihren rechten Arm zur rechten Seite strecken. Der Arm verharrt dort, während der ÜL erneut das Stichwort „auf“ gibt und die TN den linken Arm zur linken Seite strecken.
  - Auf den Zuruf des ÜL „zu“ legen die TN die rechte Hand wieder auf den Brustkorb.
  - Auf den zweiten Zuruf „zu“ wird auch die linke Hand auf den Brustkorb gelegt.

TIPP

Diese Übung kann mit Armen und Beinen und – als koordinative Herausforderung – als diagonale Übung (rechter Arm und linkes Bein öffnen gleichzeitig, es folgen linker Arm und rechtes Bein – in dieser Kombination wird auch wieder geschlossen) durchgeführt werden.

- Die TN setzen sich nun mit dem Rücken an die Stuhllehne und klemmen sich ein Handtuch zwischen die Füße. Jetzt werden die Unterschenkel gestreckt und gebeugt, nach Möglichkeit sollten die Füße den Boden nicht berühren.
- Die TN klemmen das gerollte Handtuch zwischen die Knie und üben Druck aus. Bei dieser statischen Übung sollte gemeinsam laut bis 15 gezählt werden, damit die Atmung fließend bleibt.
- Jetzt sollen die TN nochmals in die Sitzposition auf der vorderen Stuhlkante wechseln.
- Die TN legen das Handtuch auf den Boden und übersteigen das gerollte Handtuch mit beiden Beinen, dabei sollten die TN sich mit ihren Händen hinten an der Stuhllehne stützen.

Abschluss: Spiel

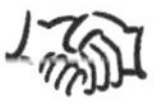

Kreisaufstellung

- Die TN stehen wieder im Kreis und erinnern sich an die zu Beginn der Stunde ausgesuchten Adjektive. Die TN spielen das Ballspiel vom Anfang auch zum Abschluss.

Stundenbild 8

Bälle, Tennisbälle (mit Buchstaben beschriftet), sandgefüllte Wasserflaschen (0,5 Liter)

Aufwärmphase:

Kreisaufstellung

- Der ÜL beginnt mit einem Ball eine von ihm vorgegebene Wurfrunde.
- Wenn die TN die Wurfwege durch mehrfaches Wiederholen verinnerlicht haben, werden mehrere Bälle eingesetzt, die zeitnah nacheinander geworfen werden (Abb. 30).
- Alle TN sollten sehr konzentriert arbeiten und Blickkontakt zu ihrem Spielpartner halten.
- Um die räumliche Orientierung zusätzlich zu trainieren, wird dieses Spiel auch in der freien Bewegung im Raum weitergeführt: zuerst nur mit einem Ball, dann mit mehreren Bällen. Dabei sind alle TN in ständiger Bewegung.

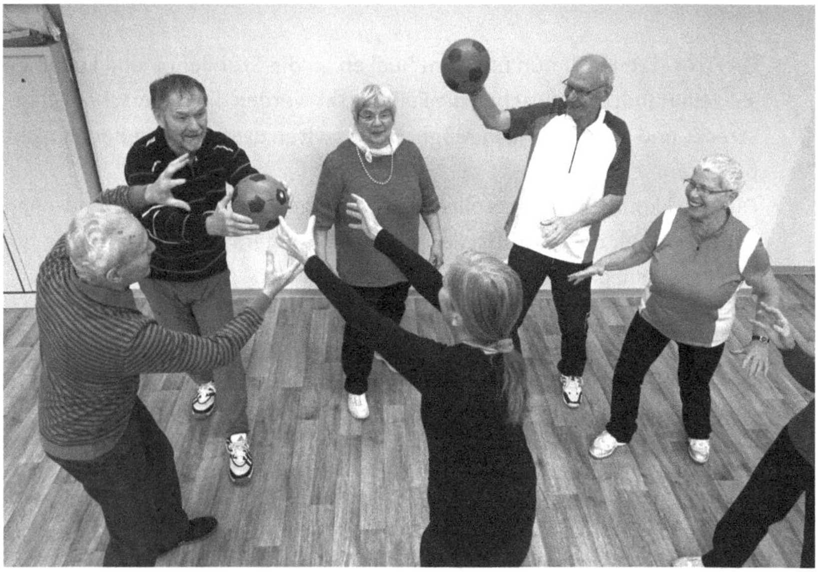

Abb. 30: Wurfrunde mit mehreren Bällen

Dual-Task-Aufgabe:

freie Bewegung im Raum

- Die TN erhalten je einen Tennisball, auf dem zwei Buchstaben stehen, z.B. SE (Abb. 31).
- Nun sollen die TN versuchen, zu jedem Buchstaben einen männlichen und einen weiblichen Vornamen zu finden und diese Vornamen einem anderen TN beim Tausch der Bälle zu nennen.
- Jeder TN versucht so oft wie möglich, die Bälle mit anderen TN auszutauschen und immer wieder andere Namen zu finden.

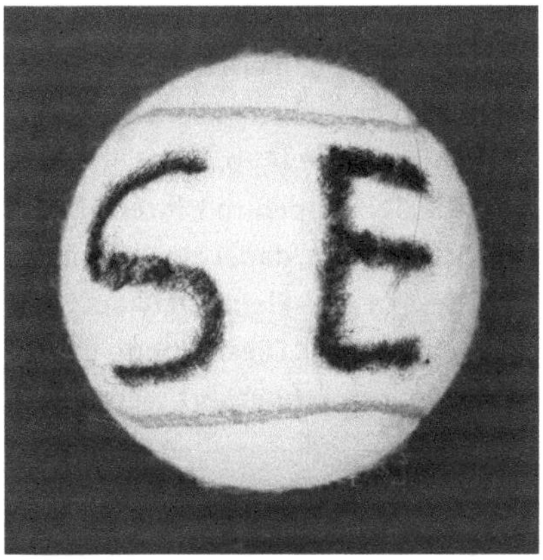

Abb. 31: Tennisball mit Buchstaben

- Der ÜL kann immer wieder neue Bälle mit anderen Buchstaben in das Spiel einbringen.
- Anstelle eines Vornamens können die TN auch einen Vornamen und eine Stadt oder ein Tier nennen, z.B. Anton in Trier, Adele mit einem Tapir.
- Eventuell kann dieses Spiel auch als kleines Wettspiel durchgeführt werden, mit dem Ziel, möglichst schnell zehnmal zu tauschen.

Trinkpause

Stärkung der Muskulatur, Dual-Task-Aufgabe, Gleichgewicht, Sturzprophylaxe:

Kreisaufstellung (evtl. mit Handreichung)

- Die TN befinden sich in einer hüftbreiten Standposition und drücken sich auf die Fußspitzen hoch. Diese Übung sollte mehrfach im gemeinsamen Rhythmus durchgeführt werden.

TIPP

Diese Kräftigungs- und Venenübung kann mit leichter Kopfarbeit ergänzt werden, indem die TN zusätzlich in Dreierschritten von fünfzig rückwärts zählen oder gemeinsam vorgegebene Wörter buchstabieren. Auch mit geschlossenen Augen kann die Übung durchgeführt werden, dann sollten sich die TN zuerst die Hände reichen. Bei guter Standsicherheit kann frei stehend gearbeitet werden.

- Die TN strecken mal das rechte Bein vor und kreisen im Fußgelenk in jede Richtung, dann das linke Bein. Auch diese Übung sollte einige Male mit geschlossenen Augen durchgeführt werden.
- Die TN heben ein Knie bis auf Hüfthöhe mehrfach an und halten den Fuß beim Absenken in der Luft, es gibt keinen Bodenkontakt. Darauf folgt das andere Knie (Abb. 32). Hier können auch die Augen geschlossen werden.
- Die TN wippen mit ihren Füßen vom Zehenstand in den Fersenstand. Es ist hilfreich, dabei einen gemeinsamen Rhythmus zu finden, um währenddessen eine kleine Denkaufgabe laut lösen zu können (z. B. von 91 immer 7 abziehen). Diese Übung sollte ebenfalls einige Male mit geschlossenen Augen durchgeführt werden.

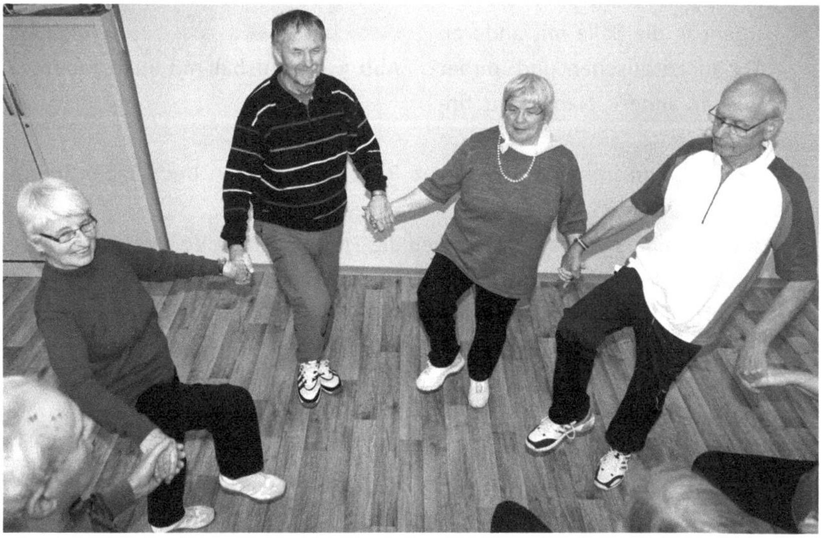

Abb. 32: Die TN berühren beim Absenken der Beine nicht den Boden

Stärkung der Muskulatur:

je zwei TN stehen sich gegenüber

- Die TN bekommen zwei mit Sand beschwerte Wasserflaschen in die Hände (Abb. 33).
- Beide Arme werden auf Schulterhöhe vorgestreckt und wieder herangezogen.
- Beide Arme werden vorgestreckt und im Wechsel wird eine leichte Schüttelbewegung mit einem Arm ausgeführt – abwechselnd vertikal und horizontal.

- Beide Arme werden vorgestreckt und führen gleichzeitig eine leichte Schüttelbewegung aus – abwechselnd vertikal und horizontal.
- Die TN strecken ihre Arme wieder vor, dieses Mal mit der Innenseite nach oben, sodass die Unterarme auf Schulterhöhe gebeugt und gestreckt werden.
- Die TN halten die Oberarme mit angewinkeltem Unterarm jetzt eng am Körper, beide Arme strecken nach hinten und beugen wieder.
- Die TN halten mit beiden Händen nur eine Wasserflasche und bringen diese über ihren Kopf, von dort wird die Flasche schüttelnd in den Nacken geführt und wieder nach oben gestreckt (Abb. 34).
- Die TN führen wieder in jeder Hand eine Wasserflasche, heben die gestreckten Arme seitlich bis auf Schulterhöhe an und lassen wieder ab.

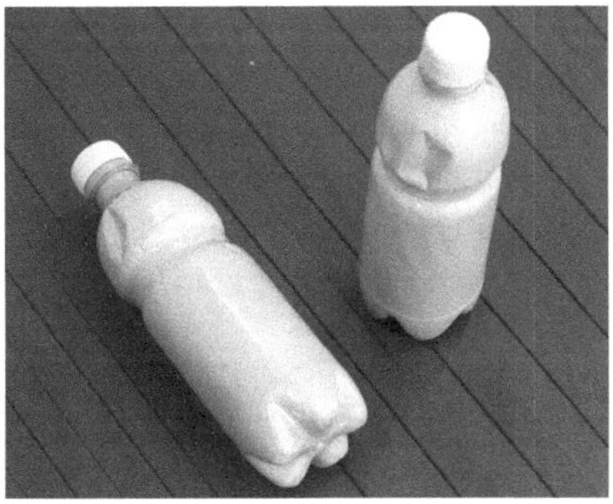

Abb. 33: Mit Sand befüllte Wasserflaschen

TIPP

Im Anschluss an diese Kräftigungsübung sollten Arme und Oberkörper gut gedehnt werden. Bei Problemen in den Schultern, mit dem Nacken oder im Oberarmbereich muss der ÜL diese Übungen eventuell begrenzen oder sie ohne Hilfsmittel ausführen lassen. Niemand darf sich in den Schmerz arbeiten!

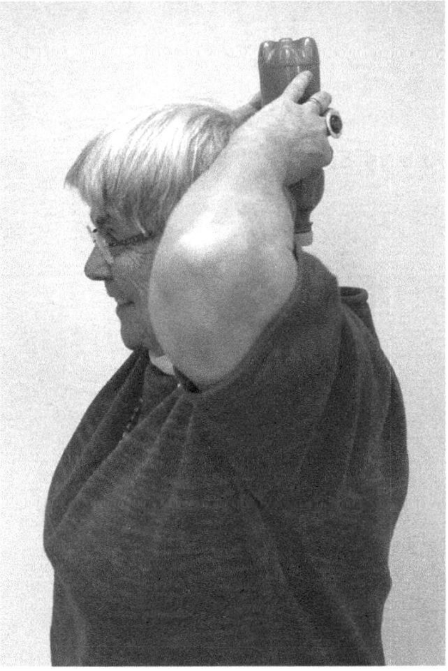

Abb. 34: Wasserflasche im Nacken

Abschluss: Spiel zur Wahrnehmung

je zwei Personen stehen hintereinander

- Die hintere Person malt der vorderen Symbole, Buchstaben oder Zahlen auf den Rücken. Die vordere Person benennt sie und malt die Zeichen in der Luft nach (Abb. 35).
- Anschließend folgt ein Positionswechsel.

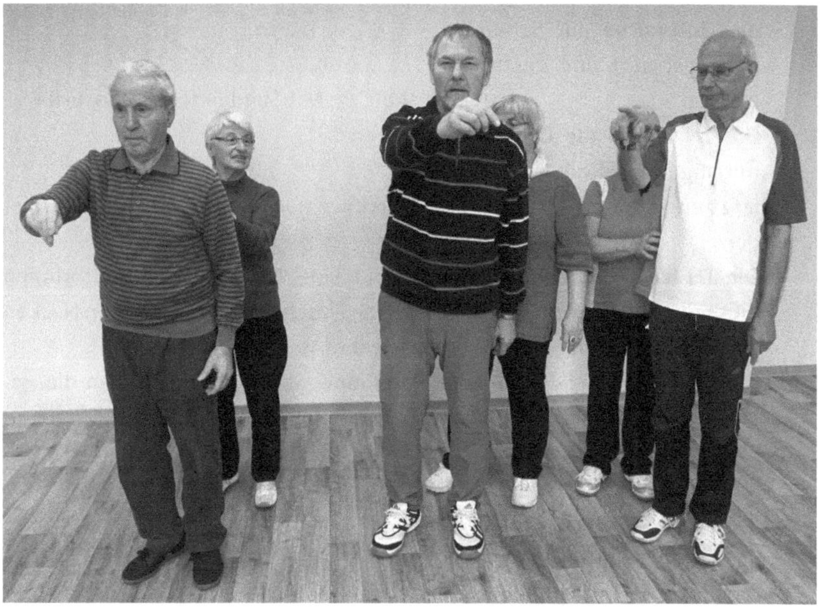

Abb. 35: Spiel zur Wahrnehmung

Stundenbild 9

Wurfsäckchen, weicher Ball, Musik, Stäbe, Markierhauben, Klebeband, Balance-Igel, mehrere Matten, Arbeitsblatt „Bilde Sätze / Berechne die Quersumme" (Anhang, Kopiervorlage 5), einen beliebigen Text zum Vorlesen (z. B. „Ich wünsche dir Zeit" von Elli Michler, zu finden unter: www.donbosco-medien.de/ich-wuensche-dir-zeit/b-1/30, 09.04.2018)

Aufwärmphase:

Kreisaufstellung

- In dieser Stunde wird ein Wurfsäckchen frei zugespielt. Die TN werden mit ihrem Vornamen und dem in einer früheren Stunde ausgesuchten Adjektiv gerufen.
- Parallel dazu wird ein weicher Ball im Uhrzeigersinn herumgereicht.

Leichtes Herz-Kreislauf-Training, Koordination:

freie Bewegung im Raum

- Die TN bewegen sich zum Rhythmus der Musik (z. B. zu den Liedern *„Mississippi"* von Pussycat oder *„Yesterday* Man" von Chris Andrews), dazu können gerne kleine gymnastische Bewegungen ausgeführt werden.
- Der ÜL nennt bestimmte Personengruppen, zum Beispiel:
  - alle TN mit grauem Haar,
  - alle TN unter siebzig,
  - alle TN, die in der ersten Jahreshälfte geboren sind,
  - alle TN, die eine bestimmte Farbe an ihrer Kleidung haben,
  - alle TN, die eine Armbanduhr tragen oder
  - alle TN, die gerne Tee trinken.
- Die aufgerufene Gruppe formiert sich zum Kreis und alle gemeinsam laufen für ein paar Sekunden so schnell wie möglich auf der Stelle. Dabei werden die Füße kaum vom Boden gelöst.
- Die TN, die nicht zu der aufgerufenen Gruppe gehören, bewegen sich weiter frei zur Musik

Trinkpause

Dual-Task-Aufgabe:

Paarbildung

- Die TN erhalten das Arbeitsblatt „Bilde Sätze / Berechne die Quersumme“ und bewegen sich ständig zu zweit im Raum, beispielsweise von einer Raumecke links unten nach rechts oben und wieder zurück.
- Gleichzeitig versuchen sie, mit den Buchstaben auf dem Arbeitsblatt Sätze zu bilden, wobei mit jedem Buchstaben ein neues Wort beginnt. Aus der Buchstabenfolge „IWIAK“ lässt sich z.B. „Im Winter ist alles kalt“ bilden.
- Dann werden die Zahlen in der Spalte daneben addiert und die Quersumme ermittelt.
- Ob die TN zuerst nur mit Buchstaben arbeiten und dann mit Zahlen, oder ob auch ein Wechsel möglich ist, sollte der ÜL einschätzen.

Sturzprophylaxe, Gleichgewicht, Koordination:

Paarbildung

- Der ÜL baut einen Geschicklichkeitsparcours auf:
  - Stäbe werden auf Markierhauben gelegt (Abb. 36), die TN sollen die Stäbe zuerst mit dem rechten, dann mit dem linken Fuß übersteigen.

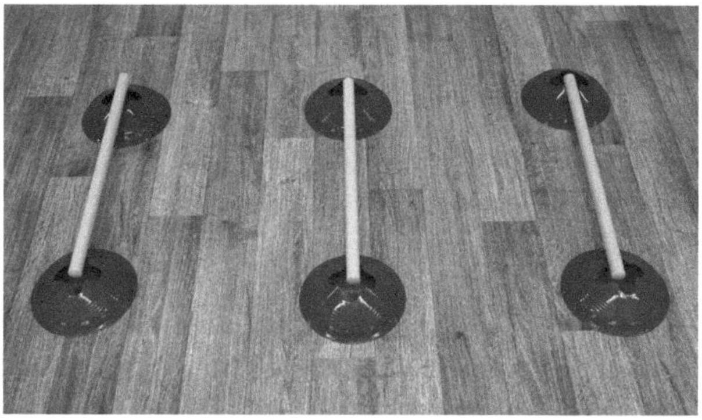

Abb. 36: Parcours

  - Dazu werden Markierhauben in einer Linie aufgestellt: Die TN rollen einen Reifen direkt neben ihrem Körper im Slalom um die Markierhauben, Körper und Reifen sind eine Einheit (Abb. 37).
  - Mit Klebeband wird eine Linie auf den Fußboden aufgeklebt, auf welcher die TN langsam balancieren (Abb. 38).

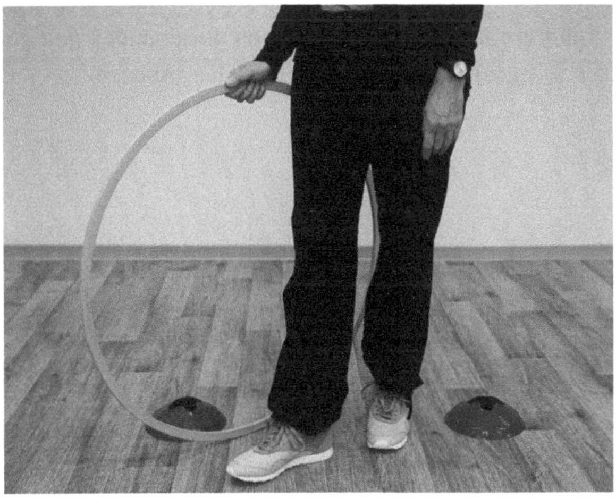

Abb. 37: Slalom mit Reifen

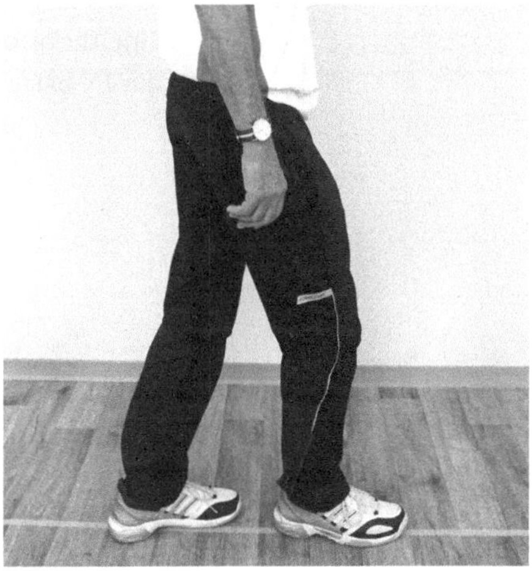

Abb. 38: Balance auf der Linie

– Balance-Igel werden an der Wand entlang aufgestellt, die TN gehen langsam darüber (Abb. 39).

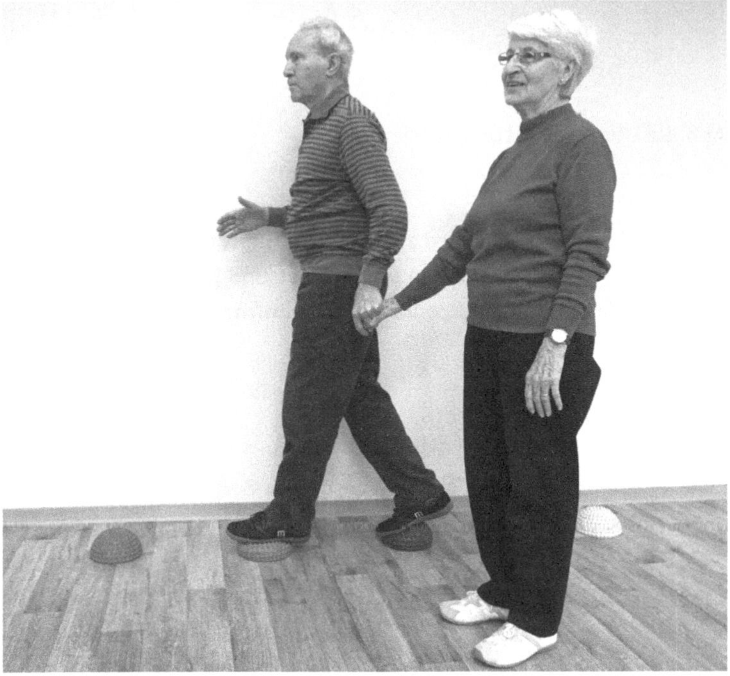

Abb. 39: Balance-Igel

– Eine dicke oder mehrere dünne Matten werden aufeinander gelegt, die TN balancieren mit geschlossenen Augen darüber (Abb. 40).

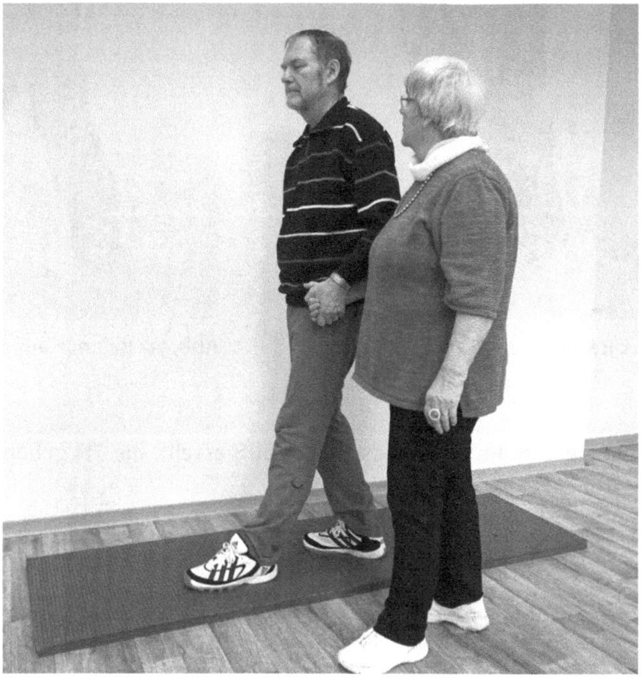

Abb. 40: Über die Matte balancieren

- Bei allen Übungen wird zu zweit gearbeitet, ein TN durchquert den Parcours, die zweite Person unterstützt und geht auf festem Untergrund. Die TN sollen den Parcours vier- bis fünfmal gehen, dann wechseln sie die Position.

Abschluss: Text vorlesen

Stuhlkreis

- Ein Text, zum Beispiel „Ich wünsche dir Zeit“ von Elli Michler (2016), wird vom ÜL vorgelesen

Stundenbild 10

drei Bälle, Markierhauben, Klebeband, Stifte, Handtücher, Luftballons, Arbeitsblatt „Zahlen streichen“ (Anhang, Kopiervorlage 6)

Aufwärmphase:

Kreisaufstellung

- Die Stunde beginnt mit einer Wurfrunde mit zwei Bällen.
- Ein Ball wird in einer festen Reihenfolge geprellt, parallel dazu wird ein zweiter Ball im Kreis fortlaufend herumgegeben. Dieser zweite Ball kann anschließend auch frei am Boden gerollt werden.
- Bei guter Konzentration können drei Bälle im Spiel sein. Daraus ergibt sich der Ablauf: prellen, rollen, weitergeben (Abb. 41).

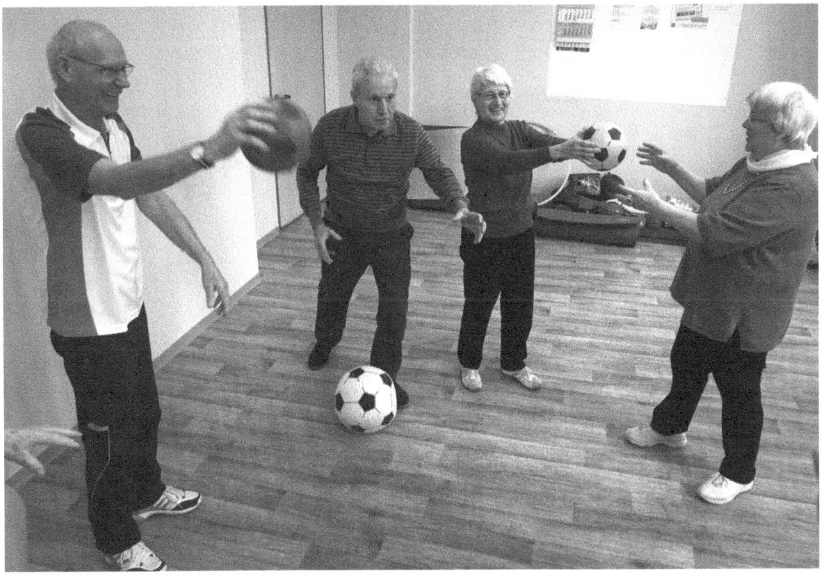

Abb. 41: Prellen, Rollen, Weitergeben

Koordination, Dual-Task-Aufgabe:

Paarbildung

- Im Abstand von einigen Metern stellt der ÜL zwei Markierhauben auf und klebt mittig dazwischen einen Punkt. An jeder Markierhaube steht ein TN.

- Die TN sollen mit Hilfe dieser Orientierungspunkte eine Acht gehen (Abb. 42).
- Diese Acht sollte dann in beliebigen Varianten gegangen werden, z. B. mit abrollenden Füßen, auf den Fersen oder auf den Fußballen, im Seitschritt oder mit angehobenen Knien. Oder es kann mit einem Fuß die Ferse belastet werden, während beim anderen die Fußspitze belastet wird.
- Während des Gehens berührt jeder Finger einer Hand abwechselnd den Daumen: Zeigefinger, Mittelfinger, Ringfinger, kleiner Finger und wieder zurück.
- Eine Steigerung kann sein, mit jeder Hand anders zu beginnen und somit gegenläufig zu arbeiten: Eine Hand fängt mit dem Zeigefinger an, die andere mit dem kleinen Finger.
- Eine weitere Steigerungsmöglichkeit ist es, die TN während dieser Übung das Alphabet sprechen oder vorgegebene Wörter buchstabieren zu lassen.

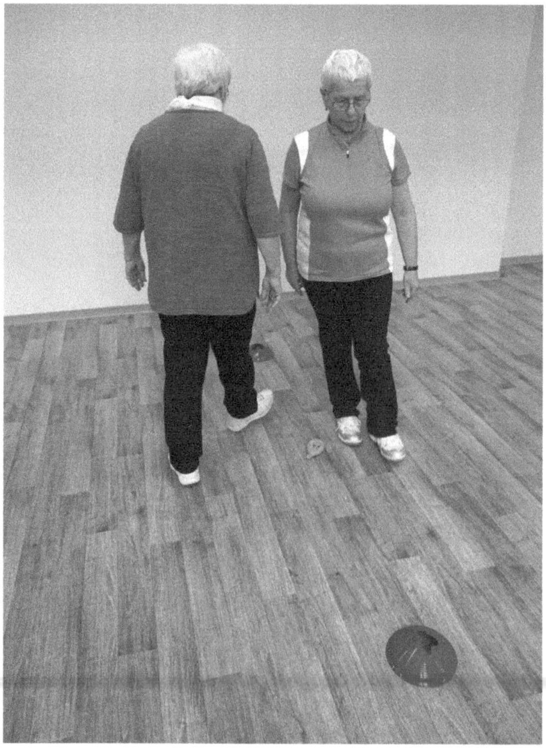

Abb. 42: Eine Acht laufen

Trinkpause

Dual-Task-Aufgabe, leichtes Herz-Kreislauf-Training:

zwei Mannschaften

- Die Gruppe wird in zwei Mannschaften aufgeteilt, für jede Mannschaft hält der ÜL das Arbeitsblatt „Zahlen streichen" und einen Stift bereit. Ziel ist es, auf dem Arbeitsblatt alle Zahlen in absteigender Reihenfolge durchzustreichen.
- Dazu liegen die Blätter auf zwei Stühlen einige Meter von den TN entfernt, die sich als Riege positionieren und nacheinander starten; dabei klatschen Sie sich – wie beim Staffellauf – zum Start an den Händen ab.
- Wichtig ist hierbei, dass keine Zahl vergessen wird.
- Sind die TN recht fit, darf auch der Zeitfaktor eine Rolle spielen.

Stärkung der Muskulatur, Koordination:

Partnerarbeit

- Zwei TN stehen sich gegenüber und sind mit zwei Handtüchern (seitlich gefasst) verbunden.
- Die TN schwingen die Handtücher parallel und gegengleich im Wechsel, dabei marschieren sie gleichzeitig auf der Stelle.
- Die TN heben ihre gestreckten Arme seitlich bis auf Schulterhöhe an und lassen sie langsam wieder absinken; gleichzeitig machen sie mit dem rechten oder linken Fuß einen Schritt nach hinten, dabei sind die Schultern locker abgesenkt und nicht angespannt angehoben.
- Die TN fassen ein Handtuch jeweils mit den rechten Händen, ein zweites mit ihren linken Händen. Auf Anweisung des ÜL ziehen die TN die Handtücher nur mit den rechten oder nur mit den linken Händen, dabei ist auf eine gute Standposition zu achten (Abb.43). Die TN sollten in Schrittstellung oder im Bärenstand stehen und während dieser Übung an ihre Atmung erinnert werden.
- Zwei TN stehen jetzt, mit zwei Handtüchern seitlich verbunden, Rücken an Rücken

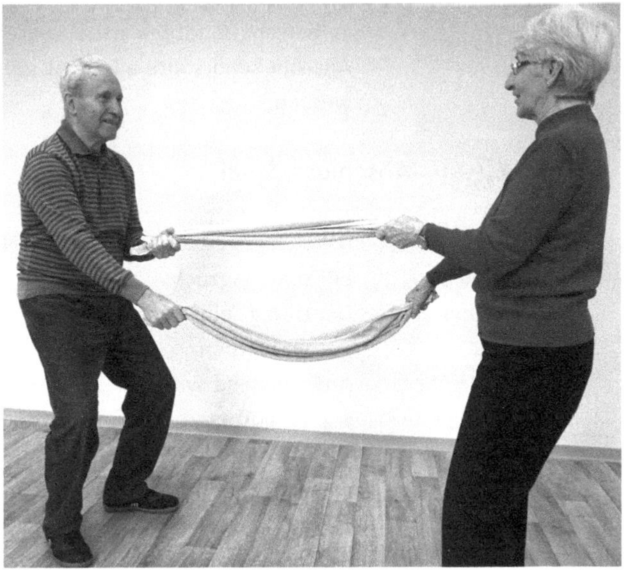

Abb.43: Handtücher schwingen

und heben ihre Arme wieder seitlich bis auf Schulterhöhe an. Gleichzeitig wird mit jedem Heben der Arme ein Fuß vorgesetzt.

- Die TN stehen im sicheren Ausfallschritt wieder mit dem Rücken zueinander. Ein TN streckt seine beiden Arme weit nach vorne, sodass der andere TN seine Arme weit nach hinten strecken muss und Oberkörper und Oberarme gut gedehnt werden. Nach Möglichkeit verbleiben die TN zehn bis fünfzehn Sekunden in dieser Position und wechseln dann.

Einzelarbeit

- Jeder TN hält sein eigenes Handtuch in der rechten Hand und kreist damit auf der rechten Körperseite, während gleichzeitig der linke Fuß zur Seite tippt.
- Danach kreist die linke Hand auf der linken Körperseite und der rechte Fuß tippt zur Seite.
- Jede Hand lässt das Handtuch über dem Kopf kreisen, gleichzeitig marschieren die TN auf der Stelle.
- Das Handtuch wird hinter dem Rücken senkrecht auf und ab bewegt, wie beim Abtrocknen, dabei pfeifen die TN gemeinsam ein Lied.
- Das Handtuch wird hinter dem Rücken und an den hinteren Beinen entlang horizontal bewegt, dabei wird weiter gepfiffen.
- Jeder TN steht mit seiner rechten Ferse auf einem Handtuchende und zieht mit der rechten Hand hinter seinem Rücken am Handtuch, die gleiche Übung wird mit der linken Körperseite wiederholt.
- Zuletzt stehen beide Fersen auf einem Handtuchende und beide Hände ziehen am Handtuch, dabei sollte der Oberkörper aufgerichtet sein.
- Anschließend sollte alles gut gelockert und Arme und Rücken gedehnt werden.

Abschluss: Spiel

je zwei TN stehen sich gegenüber

- Die sich gegenüber stehenden TN fassen ein Handtuch an den Ecken (wie ein Schwungtuch).
- Der ÜL legt einen Luftballon darauf, dieser Ballon soll langsam hin und her gerollt werden.
- Anschließend wird der Luftballon ein kleines Stück hochgeworfen und wieder aufgefangen.
- Die TN-Paare stellen sich mit ihren Handtüchern nebeneinander auf, sodass ein Ballon vom ersten Handtuch in das nächste Handtuch weitergeworfen werden kann,
- das letzte Handtuchteam spielt den Ballon wieder zurück.

Stundenbild 11

Bälle, Musik, Schwungtuch, Wurfsäckchen, Gegenstände zum Verteilen im Raum (z. B. Markierhaube, Bierdeckel, Balance-Igel, Trinkbecher, Knetteile, etc.), Stifte, Arbeitsblatt „Rechentraube" (Anhang, Kopiervorlage 7)

Aufwärmphase:

- Bei der Ballrunde erinnern die TN sich nochmal an die Adjektive, die im siebten Stundenbild für jeden TN ausgesucht wurden. Es folgt eine kurze Spielrunde mit Prellen und Werfen im freien Zuspiel.

Kreisaufstellung

Leichtes Herz-Kreislauf-Training, räumliche Orientierung:

- Die TN bewegen sich zum Rhythmus der Musik (z. B. zu den Liedern *„Rivers of Babylon"* und *„Fahrende Musikanten"*).
- Begegnen sich zwei TN, tippen sie sich mit der rechten Hand an und nennen Adjektiv und Vornamen ihres Gegenübers. Nach einiger Zeit tippen sie sich mit der linken Hand an, dann mit beiden Händen, stets davon begleitet, dass Adjektiv und Vorname des Gegenübers genannt werden.

freie Bewegung im Raum

Koordination – Spiel: Ein Hut, ein Stock, ein Regenschirm ...

- Die TN sagen, gemeinsam mit dem ÜL, den Spruch auf:
  - *Eins, zwei, drei, vier, fünf, sechs, sieben, acht, neun, zehn* (die TN gehen auf der Stelle),
  - *ein Hut* (rechte oder linke Hand zeigt auf den Kopf),
  - *ein Stock* (rechte oder linke Hand symbolisiert den Stock),
  - *ein Regenschirm* (rechte oder linke Hand hält den geöffneten „Regenschirm").
  - *Und vor* (rechtes oder linkes Bein wird vorgesetzt),
  - *zurück* (rechtes oder linkes Bein wird zurückgesetzt),
  - *zur Seite* (rechtes oder linkes Bein wird zur Seite gesetzt)
  - *und ran* (Bein kommt wieder ran).
  - *Hoch* (die TN strecken die Arme hoch)
  - *und runter* (die TN gehen in die Hocke und strecken die Arme zum Boden),
  - *hin und her* (die TN wackeln mit dem Po hin und her).

Kreisaufstellung

Trinkpause

Dual-Task-Aufgabe:

Bewegung zu zweit im Raum

- Die TN erhalten zu zweit je ein Arbeitsblatt „Rechentraube“ und einen Stift.
- Während des Spazierens im Raum sollen die TN rechnen.

> TIPP
>
> Bei der Rechentraube müssen immer zwei nebeneinanderliegende Kugeln addiert werden, das Ergebnis kommt in die Kugel darunter.

- Der ÜL sollte die ersten drei Zahlen auf dem Arbeitsblatt vorgeben.

Wahrnehmung, Reaktionsvermögen:

Kreisaufstellung

- Alle TN fassen ein Schwungtuch an und rollen den Stoff auf (Abb. 44).
- Alle TN fassen das Schwungtuch an und raffen den Stoff – dabei bewegen sich alle Finger (Abb. 45).

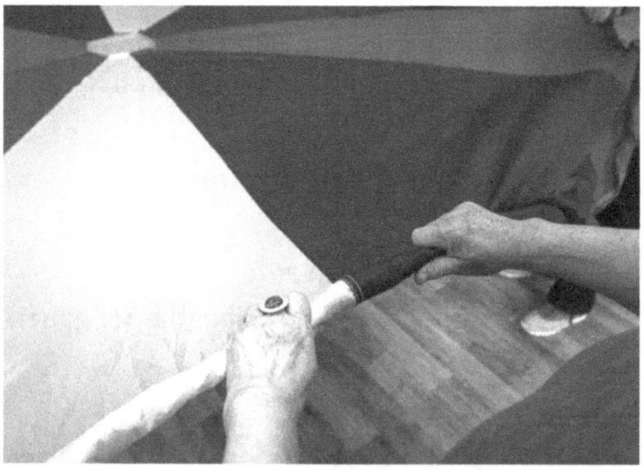

Abb. 44: Die TN rollen den Stoff des Schwungtuchs auf

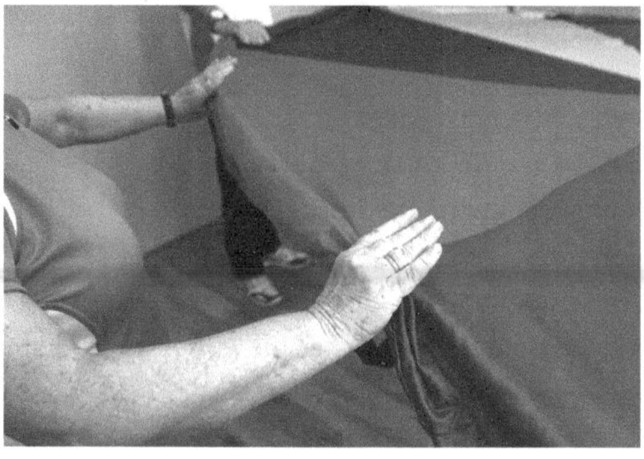

Abb. 45: Der Stoff des Schwungtuchs wird gerafft

- Die TN fassen das Schwungtuch an und erhalten vom ÜL eine Zahl, die gegenüberstehende Person soll die gleiche Zahl erhalten.
- Dann wird das Schwungtuch dreimal hochgeschwungen, beim dritten Mal tauschen zwei Personen mit der gleichen Zahl die Plätze unter dem angehobenen Tuch. Welches Zahlenpaar tauscht, wird vom ÜL vorgegeben (Abb. 46).

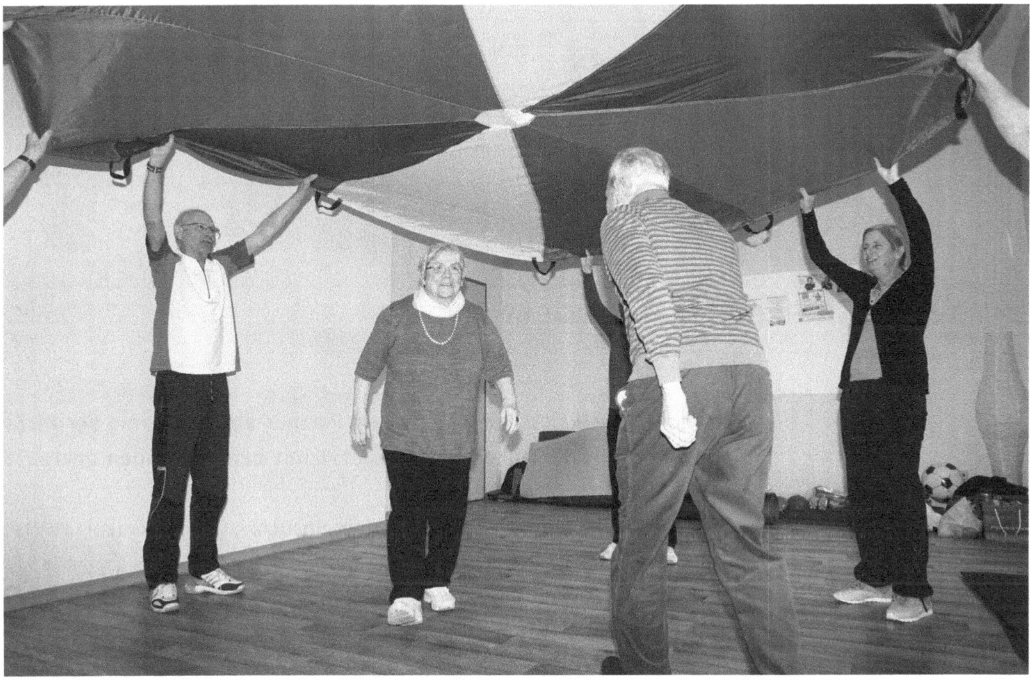

Abb. 46: Unter dem Schwungtuch durch Plätze tauschen

Koordination, Gleichgewicht:

- Die TN steigen zuerst nur mit dem rechten Fuß, dann nur mit dem linken Fuß über verschiedene Gegenstände (Beispiele im Material-Kasten).
- Erfolgt der Aufruf „Stopp" finden sich zwei TN an einem Gegenstand zusammen, den sie sich als „Stopp eins" und „Partner eins" merken und an dem sie die Übung Eins – den „Zimmermannsklatsch" – ausführen:
  - Jeder der TN klopft sich erst mit den Händen auf die Oberschenkel.
  - Dann stemmt er die Hände in die Hüfte und klatscht danach in die Hände.

Laufen über verschiedene Gegenstände (im Raum verteilt)

zwei TN stehen sich gegenüber

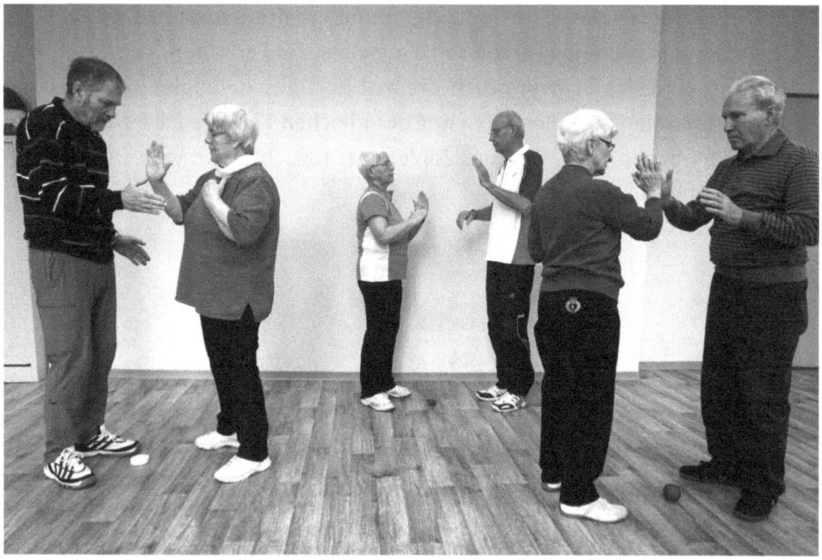

Abb. 47: Zimmermannsklatsch

- Anschließend klatschen die TN den Partner ab – erst mit der rechten, dann mit der linken Hand, zuletzt mit beiden Händen gekreuzt (Abb. 47).
- Dazu sprechen alle gemeinsam den Spruch: „Oberschenkel, Hüfte, klatschen, rechte Hand, linke Hand, beide Hände."
- Diese Klatschvariante wird mehrfach durchgeführt, dann übersteigen die TN wieder die Gegenstände.

■ Erfolgt der Aufruf „Stopp" zum zweiten Mal, finden sich zwei andere Partner an einem anderen Gegenstand zusammen und merken sich diese zweite Position mit einer zweiten Übung:

zwei TN stehen sich gegenüber

- Die TN stehen im Einbeinstand, die Handflächen berühren sich leicht und mit dem angehobenen Fuß malt jeder TN Kreise über dem Boden (Abb. 48).
- Die Fußstellung wird mehrfach getauscht, dann übersteigen die TN wieder die Gegenstände.

■ Auf den dritten Aufruf „Stopp" finden sich erneut zwei TN an einem Gegenstand zusammen und merken sich diese Position mit der jeweiligen Person und entsprechender Übung Drei:

zwei TN stehen sich gegenüber

- Zwei TN halten sich fest an den Händen.
- Beide TN heben ihre rechten Knie an und versuchen, sich gegenseitig mit Druck gegen die Innenseiten vorsichtig aus dem Gleichgewicht

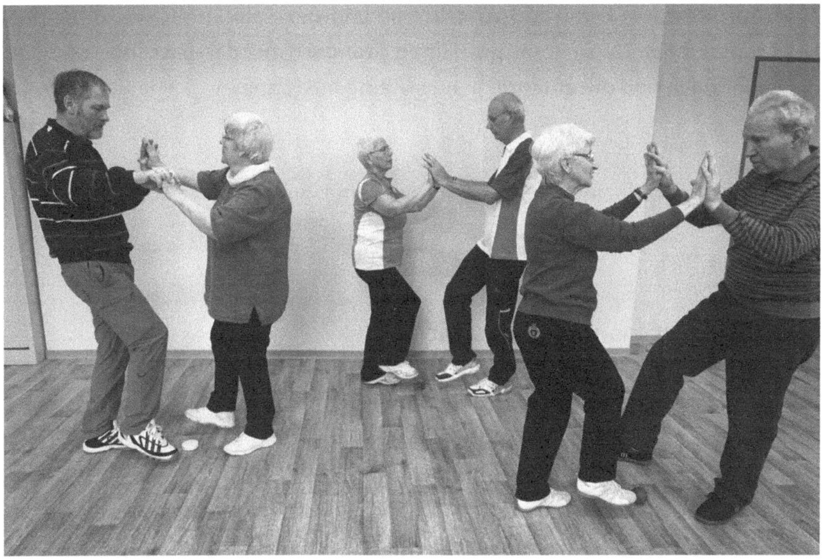

Abb. 48: Mit den Füßen Kreise malen

zu bringen, dann wird mit den linken Beinen gearbeitet (Abb. 49). Natürlich ist hier darauf zu achten, dass niemand zu Fall gebracht wird!

- Danach übersteigen alle TN wieder die Gegenstände.

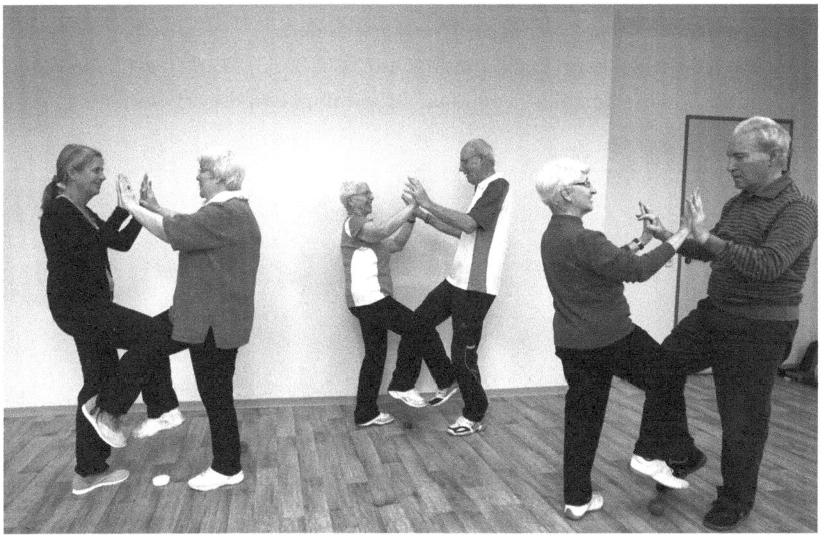

Abb. 49: Knie drücken

- Auf jeden weiteren Aufruf: „Stopp" und der Zahl Eins, Zwei oder Drei müssen die TN sich am jeweiligen Standort mit der passenden Person einfinden und die entsprechende Übung ausführen.

TIPP

Dieses Spiel kann auch gerne auf bis zu fünf Übungen erweitert werden.

Abschluss: Entspannungsgeschichte

Stuhlkreis

- ÜL liest eine kleine Phantasiereise vor (z.B. aus Müller 2014).
- Vorher kann eine kurze Ruheformel gesprochen und eine kleine Atemübung durchgeführt werden:
  - *Mach es dir ganz gemütlich auf deinem Stuhl und atme zwei- bis dreimal tief ein, sodass dein Atem den Bauchraum erreicht und dein Zwerchfell sich weitet. Wenn du möchtest, schließe deine Augen.*
  - Kurze Pause: *Atme jetzt in deinem eigenen Rhythmus ganz ruhig weiter und lass störende Gedanken weiterziehen wie ein Blatt, das im Fluss davongetragen wird.*
  - Zum Auflösen der Übung: *So langsam kehrst du gedanklich wieder in diesen Raum zurück und spürst den Stuhl auf dem du sitzt. Du öffnest und schließt deine Hände mehrmals und bewegst deine Füße. Recke und strecke dich einmal so, als würdest du morgens wach und wenn du gedanklich wieder hier bist, öffne deine Augen.*
- Nach Belieben kann Entspannungsmusik (z.B. „Light of Heart" von Bindu oder „Endless corridor" von Klaus Schonning) eingesetzt werden.

Stundenbild 12

Wurfsäckchen, Jongliertücher, Luftballons
Kegel, Bälle, evtl. Musik, laminierte Begriffe

Aufwärmphase:

Kreisaufstellung

- Die Wurfrunde wird in einer vom ÜL vorgegebenen festen Reihenfolge gespielt.
- Sobald dieser Verlauf verinnerlicht ist, kann das Spiel erweitert werden: Jede Person geht direkt nach ihrem Wurf zügig um den TN-Kreis und bleibt immer genau an der Stelle wieder stehen, an der sie zu Beginn gestanden hat.

> TIPP
>
> Da bei diesem Spiel mehrere Personen gleichzeitig in Bewegung sind, sollten es mindestens acht TN sein, damit der Kreis groß genug und somit jeder wieder rechtzeitig an seinem Platz steht, wenn er angespielt wird.

Koordination, Reaktionsvermögen, Wahrnehmung:

- Jeder TN erhält ein Jongliertuch, das er im Stand mit jeder Hand mehrfach in die Luft wirft und wieder auffängt (Abb. 50). *freie Bewegung*
- Danach sollen die TN das Tuch hochwerfen, während sie gehen, der Raum wird gehend oder leicht laufend vollständig ausgenutzt.
- Die TN können ihre Jongliertücher auch immer wieder einem anderen TN zuwerfen und gleichzeitig dessen Tuch auffangen. Dabei sollten die rechte und die linke Hand im Einsatz sein (Abb. 51).
- Die TN erhalten zusätzlich ein Wurfsäckchen und üben am Platz stehend das Hochwerfen von Tuch und Wurfsäckchen im Wechsel (mit beiden Händen abwechselnd). *einzeln auf einem Platz stehen*
- Im Anschluss versuchen sie, beide Teile gleichzeitig hochzuwerfen und wieder aufzufangen, dabei dürfen die Arme zum Werfen gekreuzt und zum Fangen wieder geöffnet werden.
- Jetzt sollen die TN zuerst nur die eigenen Materialien werfen und fangen. Im Anschluss daran können sie einem anderen TN ein Tuch oder ein Wurfsäckchen zuwerfen und den Gegenstand des Gegenübers selbst fangen. *freie Bewegung im Raum*

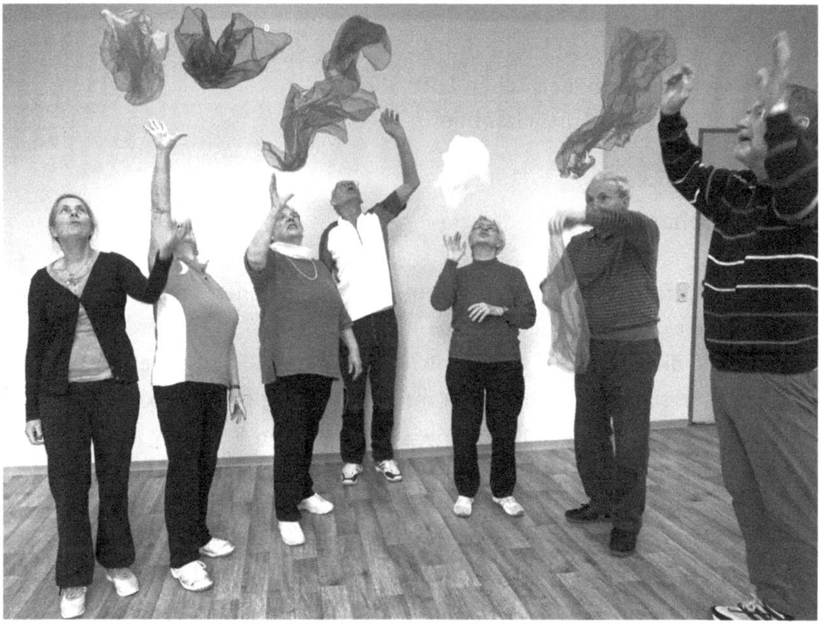

Abb. 50: Jongliertuch im Stand werfen

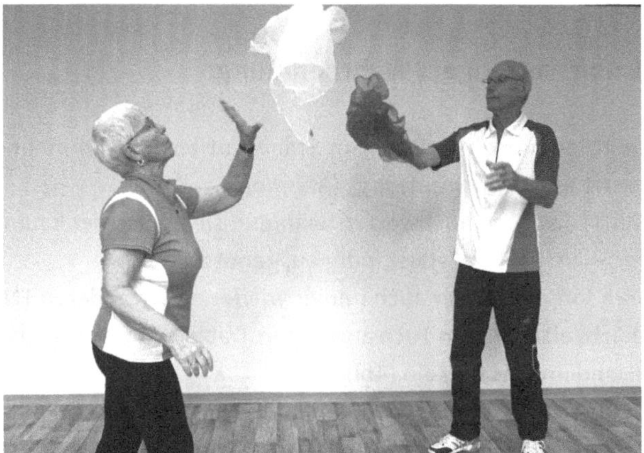

Abb. 51: Jongliertücher im Gehen werfen

Dieser Tuch-/Säckchentausch in Bewegung kann sehr schön mit Musik untermalt werden.

TIPP

Trinkpause

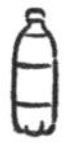

Dual-Task-Aufgabe:

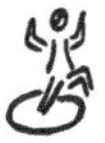

zu zweit im Raum bewegen

- Jeweils zwei TN erhalten vom ÜL denselben langen Begriff, am besten auf Papier und laminiert. Beispielbegriffe sind: Regenbogen, Phantasiewelt, Zimmerpflanze, Rosenstrauch, Urlaubszeit, Kartoffelbrei, Kirchenmusik etc. Hier ist der ÜL frei in seiner Auswahl.
- Die TN sollen sich jetzt auf langen Wegen im Raum bewegen und zu zweit überlegen, welche neuen Wörter aus den Buchstaben des langen Wortes gebildet werden können. Jeder Buchstabe steht für den Beginn eines neuen Wortes. Aus dem Wort „Regenbogen" lassen sich z.B. folgende Substantive ableiten: Reis, Erbsen, Grünkohl, Entenbrust, Nüsse, Bananen, Oliven, Grießbrei, Endiviensalat, Nudeln.

In diesem Beispiel ist die Vorgabe des ÜL, nur Begriffe auszuwählen, die mit Nahrungsmitteln zu tun haben.

TIPP

- Die neu überlegten Wörter sollen dann von jedem Team an einer bestimmten Stelle im Raum zu Papier gebracht werden. „Stationen" mit Papier und Stift legt der ÜL vorher fest.
- Es darf jeweils nur ein Wort aufgeschrieben werden, dann muss sich das Team wieder in Bewegung setzen und währenddessen ein weiteres Wort überlegen.

Stärkung der Muskulatur, allgemeine Beweglichkeit:

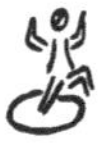

Aufstellung in einer Reihe an der Wand

- Die TN heben und senken ihre Schultern mehrfach: Sie heben beide Schultern hoch, schieben sie angehoben zurück, senken sie hinten ab und ziehen sie wieder vor. Der ÜL sagt dabei den Spruch „hoch, rück, tief, vor" auf und die TN sollen sich vorstellen, vier Eckpunkte eines Würfels mit der Schulter zu berühren.
- Dann wird die Schulter kreisend bewegt, der halbe Arm wandert mit, indem der Ellenbogen angehoben wird.

- Dann kreist der lang gestreckte Arm im Schultergelenk.
- Die TN stellen sich breitbeinig mit dem rechten Fuß und der rechten Körperseite an die Wand und strecken den linken Arm über dem Kopf Richtung Wand. Diese Dehnung sollen die TN mindestens 15 Sekunden halten, dann wechseln sie die Körperseite.
- Anschließend stehen die TN ca. fünfzig Zentimeter von der Wand entfernt, setzen beide Hände auf Schulterhöhe auf und machen stehende Liegestützen.
- Danach sollte der Schultergürtel erneut gedehnt werden.

Koordination:

Kreisaufstellung

- Die TN halten ihre Arme angewinkelt seitlich am Körper, beide Hände sind geöffnet. Dann wird ein Arm vorgestreckt und die Hand zur Faust geballt. Diese Übung sollte im mehrfachen Wechsel mit rechter und linker Hand zügig durchgeführt werden.
- Dann diese Übung genau andersherum durchführen: Die angewinkelte Hand ist zur Faust geballt und die vorgestreckte Hand ist geöffnet.
- Die TN kreisen mit ihrer rechten Hand im Uhrzeigersinn über dem Kopf und mit ihrer linken Hand entgegen dem Uhrzeigersinn vor dem Bauch und umgekehrt.
- Mit ihrer rechten Hand „rühren" die TN in einem imaginären Kochtopf und „boxen" gleichzeitig mit ihrer linken Hand einen imaginären Gegner an (Abb. 52). Im Anschluss wird diese Übung mit der anderen Hand ausgeführt.

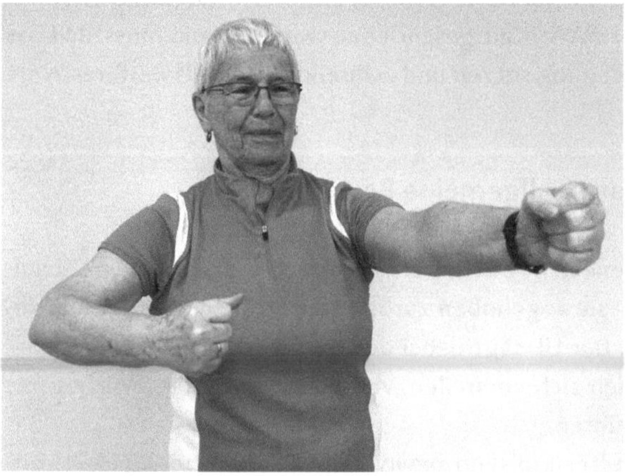

Abb. 52: Rühren und boxen

- Die TN setzen ihre Füße so auf, dass ein Fuß mit den Zehenspitzen, der andere Fuß mit der Ferse aufsteht – beide Füße rollen gegengleich mehrfach ab.
- Diese Übung wird auch mit beiden Füßen gleichseitig durchgeführt.

- Die TN strecken ihren rechten Arm und ihr rechtes Knie gleichzeitig hoch, dann den linken Arm und das linke Knie.
- Dann folgen die diagonalen Seiten. Die TN bleiben für einige Sekunden in der jeweiligen Standposition.

- Mit der rechten Hand drücken die TN gegen das angehobene linke Knie und mit der linken Hand gegen das angehobene rechte Knie.

- Der ÜL sagt den Spruch: „Vor, vor, rück, rück" auf, dabei setzen die TN jeden Fuß einmal vor und einmal zurück.
- Wenn dieser Fußwechsel verinnerlicht ist, sollten die TN ihre Arme in die entgegengesetzte Richtung bewegen (Abb. 53).

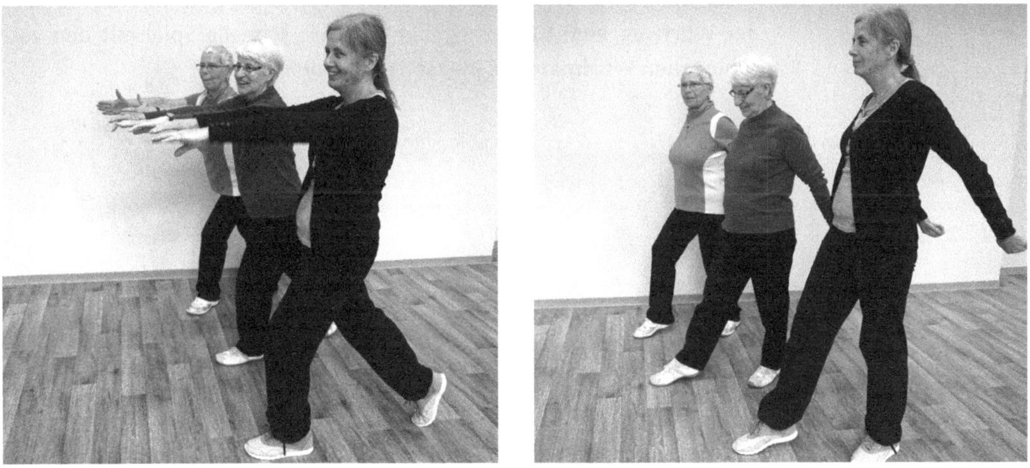

Abb. 53: Vor und Zurück

Abschluss: Spiel

- Kegel oder Dosen aufstellen.
- Die TN sollen mit einem Ball möglichst viele Kegel oder Dosen umwerfen, hier können die unterschiedlichsten Kegelspiele eingesetzt werden.

Stundenbild 13

Wurfsäckchen, Softball, aufblasbarer Ball, Tennisball, Stoffball, Wurfring, Wasserball o.ä., Handtücher, gerollte Matten, dicke Matte, Balancekissen, „Fernrohre" (Toilettenpapierrollen farbig angemalt), Stifte, Arbeitsblatt „Stadt-Land-Fluss" (Anhang, Kopiervorlage 8), Musik

Aufwärmphase:

Kreisaufstellung

- Die TN spielen die Wurfrunde im freien Zuspiel und nennen den Namen der angespielten Person.
- In dieser Stunde sollte der ÜL unterschiedliche Wurfmaterialien einsetzen, die nacheinander in das Spiel eingebracht werden. Die TN sollen spüren, wie unterschiedlich fest die jeweiligen Gegenstände zu werfen sind. Mögliche Materialien sind: Wurfsäckchen, Softball, aufblasbarer Ball, Wasserball, kleiner Pezziball, Tennisball, weicher Stoffball oder ein Wurfring (Abb. 54).
- Wenn die TN sich an die verschiedenen Materialien gewöhnt haben, kann der Wurfweg vom ÜL vorgegeben und das schnelle Spiel mit den verschiedenen Wurfmaterialien trainiert werden.

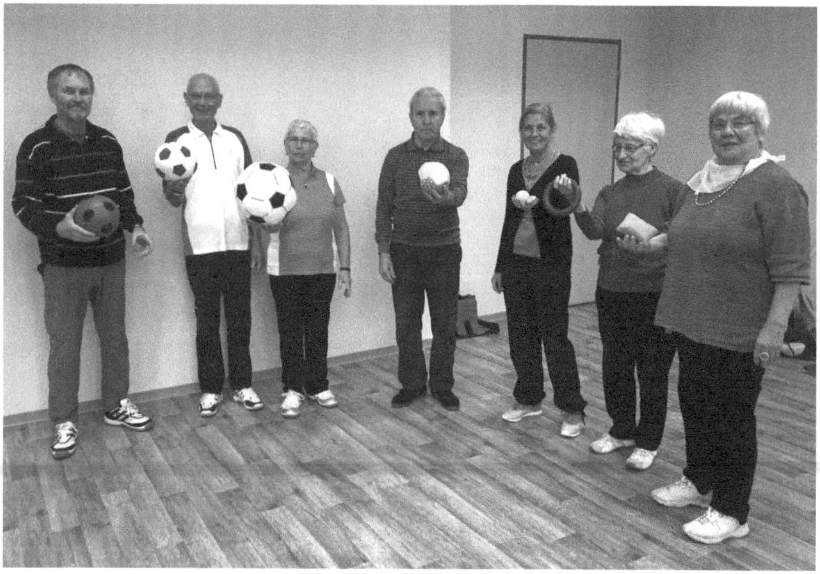

Abb. 54: Wurf-Materialien

Sturzprophylaxe, Gleichgewicht:

- Die TN sollen sich in unterschiedlichen „Gemütslagen" von einer Raumseite zur anderen bewegen (z.B. freudig, traurig, schlendernd, hektisch, selbstbewusst ...).
- In einer selbstbewussten, sicheren und aufgerichteten Gangart wird dann der Blick für einige Schrittlängen verändert, sodass die TN nicht nur nach vorne oder auf ihre Füße schauen, während sie gehen. Nun sollte der Blick mal zur Decke, mal zur rechten und linken Seite, mal in die rechte oder linke obere Raumecke gerichtet sein.

Aufstellung an den zwei Längsseiten des Raumes

- Bunt angemalte Toilettenpapierrollen erfüllen einen guten Zweck, um das Sichtfeld bewusst einzuschränken (Abb. 55): Die TN schauen mit einem Auge durch ein „Fernrohr" und kneifen das freie Auge nach Möglichkeit zu (Abb. 56).
- Jetzt sollen die TN sich im Raum bewegen und mit einem Partner an der Hand auf optische Ziele zugehen, die vom Partner ausgesucht werden (Abb. 57).

freie Bewegung im Raum

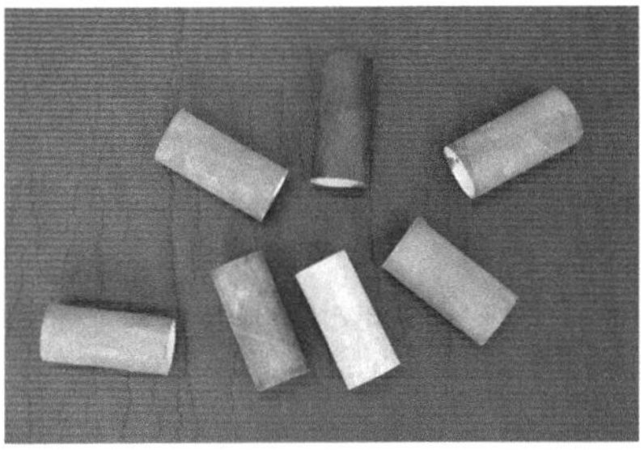

Abb. 55: Toilettenpapier-Fernrohre

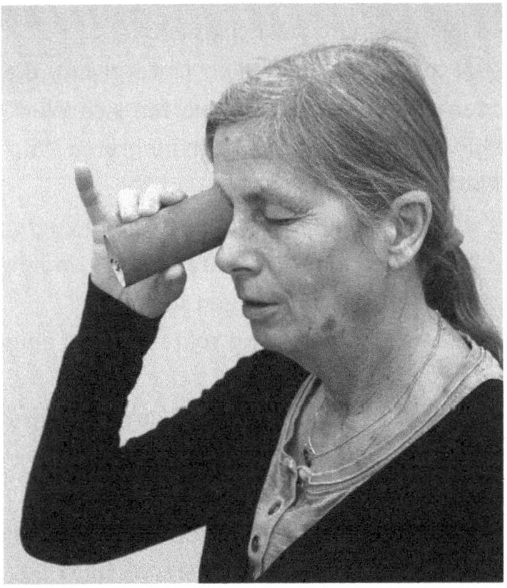

Abb. 56: TN schaut durch das „Fernrohr"

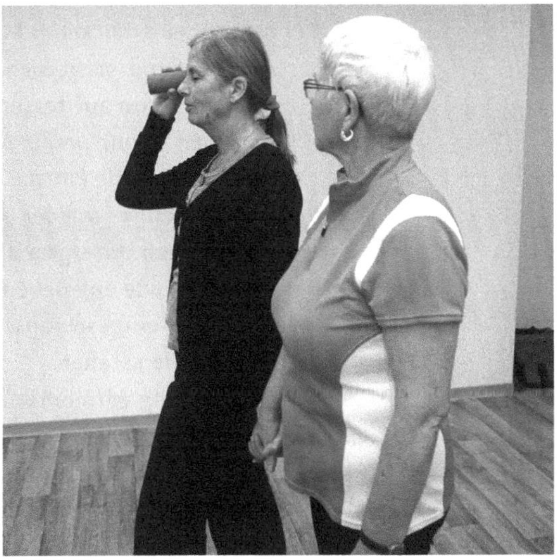

Abb. 57: Die TN bewegen sich an der Hand eines Partners mit Fernrohr durch den Raum

Trinkpause

Dual-Task-Aufgabe:

zu zweit im Raum frei bewegen

- Die TN erhalten zu zweit das Arbeitsblatt „Stadt, Land, Fluss“ und sollen zu einem bestimmten Buchstaben zu allen gesuchten Bereichen passende Begriffe finden. Die Buchstaben werden vom ÜL vorgegeben.
- Diese Begriffe werden gesucht, während die TN sich im Raum bewegen. Es darf immer nur ein Wort geschrieben werden, dann muss gehend ein nächstes gesucht werden.
- Der ÜL lässt die TN einige Minuten arbeiten, die restlichen Lücken können gemeinsam im Kreis marschierend gefüllt werden.

Sturzprophylaxe, Gleichgewicht, Koordination:

Partnerarbeit

- Zwei TN erarbeiten sich gemeinsam einen stabilen Stand: hüftbreite Standposition, Knie nicht ganz durchgestreckt, Oberkörper aufgerichtet.
- Die TN stellen sich dann im Wechsel mit guter Körperspannung auf und die Partner versuchen vorsichtig, die Person aus dem Gleichgewicht zu bringen, indem sie kurze aber feste Druckimpulse mit der Hand ausüben. Natürlich ist hier darauf zu achten, dass niemand zu Fall gebracht wird!
- Bei entsprechender Sicherheit sollte diese Übung auch auf instabilem Untergrund durchgeführt werden, z.B. auf zusammengelegten Handtüchern, auf gerollten Matten, auf aufeinandergestapelten dünnen Matten, auf einer dickeren Matte oder auf einem Balancekissen.
- Anschließend stellt sich ein TN auf einen instabilen Untergrund, die zweite Person auf festem Boden gegenüber; die TN werfen sich Wurfsäckchen zu und prellen Bälle hin und her (Abb. 58). Nach mehreren Würfen tauschen die Partner die Plätze.
- Danach geht es wieder etwas ruhiger zu und die Partner stehen zuerst auf stabilem Untergrund: Eine Person verringert ihre Standfläche, indem sie beide Füße eng nebeneinander stellt und ihre Augen schließt.
- Mit dieser eingeschränkten visuellen Wahrnehmung sollten die TN einige Sekunden stehen.
- Diese Übung wird unter Zeitvorgabe des ÜL abwechselnd durchgeführt, damit alle trainierenden TN zur gleichen Zeit die Augen schließen und alles etwas ruhiger wahrnehmen können.
- Nach dem engen Stand kann die Fußstellung mit dem Semitandemstand noch erschwert werden: Die Füße stehen eng, aber halb versetzt; abwechselnd steht der rechte oder der linke Fuß etwas vor.

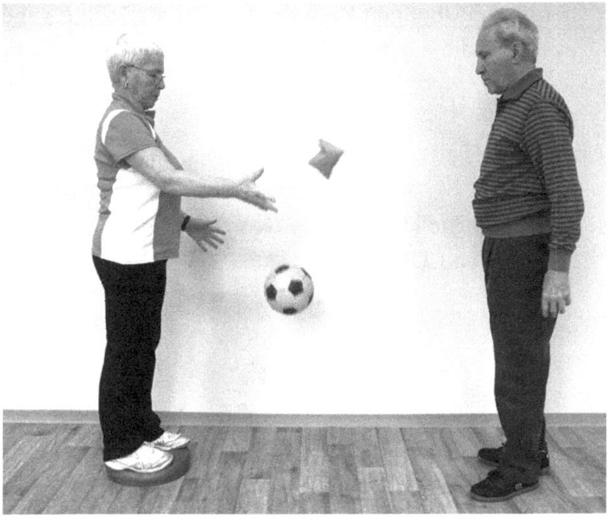

Abb. 58: Wurfspiel auf unsicherem Untergrund

- Noch schwieriger wird es, wenn die Füße tatsächlich voreinander stehen, im Tandemstand: Die Ferse berührt dabei die Fußspitze des anderen Fußes (Abb. 59).

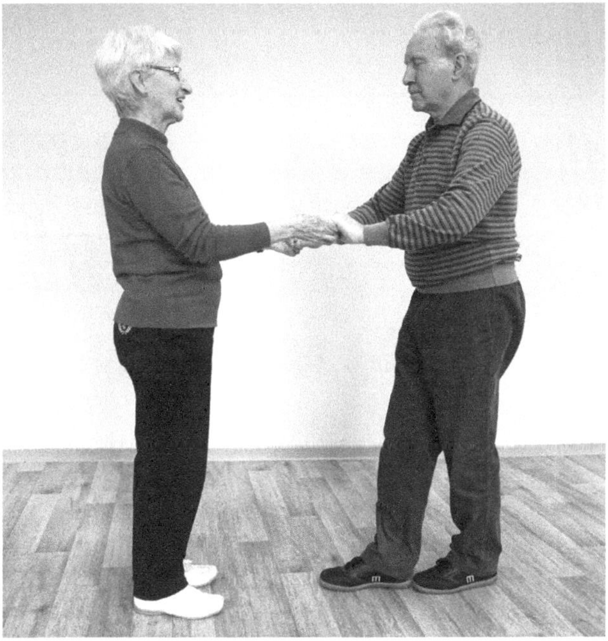

Abb. 59: Tandemstand

TIPP

Bei diesen Übungen kann der Partner als Stütze gegenüberstehen und eventuell die Hände reichen.

Abschluss: Tanz

als Paartanz oder frei

- Schwungvoll können die TN sich auf einen Walzer bewegen, z. B. „Barcarole“ von J. Offenbach

Stundenbild 14

Ball, Jongliertücher, Stäbe (aus Holz oder Kunststoff, erhältlich im Sportfachhandel), mehrere handliche Gegenstände, (ggf. laminierte) Kärtchen mit Begriffen, die zueinander passen, z.B. Ochse-Esel etc., Zahlenkarten, Würfel mit Würfelbecher

Aufwärmphase:

Kreisaufstellung

- Die TN prellen den Ball einem beliebigen Spieler zu und lassen gleichzeitig ein Jongliertuch nach rechts wandern.
- Gerne kann ein zweites oder drittes Tuch eingesetzt werden.

Koordination:

Kreisaufstellung

- Der ÜL verteilt an jede zweite Person im Kreis einen kleinen Gegenstand (einige davon in der gleichen Farbe), den die TN fließbandartig weitergeben sollen: Zum Beispiel wandern alle roten Gegenstände nach rechts, alle anderen nach links (Abb. 60).
- Nach kurzem Ausprobieren erhält jede Person einen Gegenstand und das Spiel wird so weitergeführt.
- Jede Person soll beide Hände benutzen.

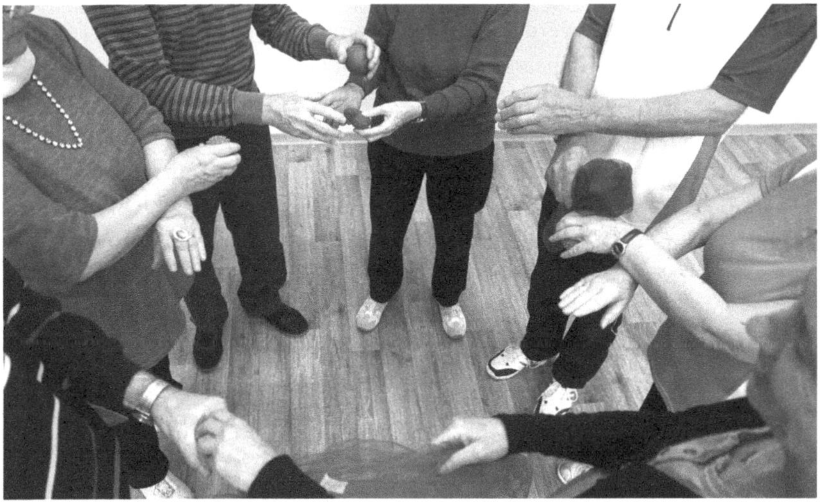

Abb. 60: Fließband-Spiel

Dual-Task-Aufgabe:

Bewegung zu zweit im Raum

- Der ÜL hängt Zahlenkarten (Abb. 61) verteilt im Raum auf.
- Zwei TN bewegen sich mit einem Würfelbecher und einem Würfel durch den Raum.
- Sie würfeln eine Zahl und suchen diese auf den ausgehängten Karten. Diese merken sie sich.
- Sie berühren die Karte und diese Zahl wird als kleine Rechenübung mit z.B. Drei multipliziert, die TN müssen sich das Ergebnis nicht merken.
- Dann wird erneut gewürfelt, die gewürfelte Zahl wird zu der vorher gesuchten Zahl addiert, das Ergebnis wird als neue Zahl gesucht.
- Dieser Vorgang wird mehrmals wiederholt, bis die TN bei einer vom ÜL bestimmten Grenzzahl, z.B. 55, angekommen sind. Dann wird die gewürfelte Zahl subtrahiert und man arbeitet sich wieder bis Null zurück.

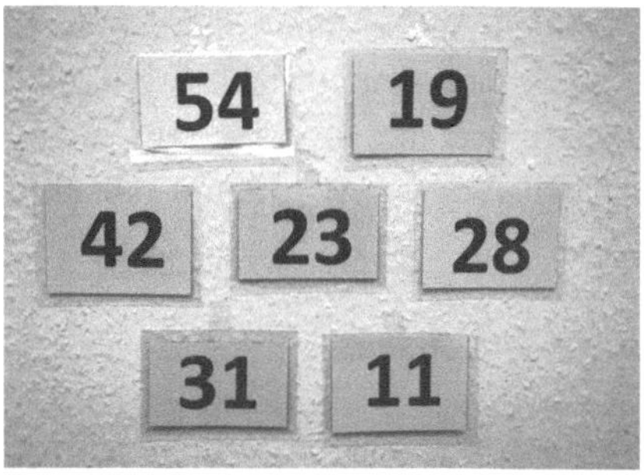

Abb. 61: Zahlenkarten

Trinkpause

Stärkung der Muskulatur:

Paare finden sich

- Für diese Übung werden (möglichst laminierte) Karten mit zusammenpassenden Begriffspaaren benötigt (z.B. Ochse – Esel, Dick – Doof, Romeo – Julia, Adam – Eva, David – Goliath, Max – Moritz).
- Hier kann der ÜL viele eigene Ideen einbringen.
- Jeder TN erhält eine Karte und die passenden „Paare“ müssen sich finden.
- Haben sich alle gefunden, sammelt der ÜL die Karten wieder ein und gibt den Teams eine Übungsaufgabe:
  - Die TN stehen sich mit Handreichung gegenüber und gehen gemeinsam mehrfach in den Zehenstand.
- Dann werden die Karten wieder neu verteilt, andere Paare finden sich und erhalten eine weitere Aufgabe:
  - Die TN stehen sich im Bärenstand gegenüber und gehen mehrfach auf drei Zählzeiten tief und hoch, die Ansage erfolgt durch den ÜL. Diese Übung ist im Stundenbild 1 erklärt.
- Beim nächsten Kartentausch lautet die Aufgabe wie folgt:

- Die Partner stehen sich mit angewinkelten Armen gegenüber, die Hände liegen gegeneinander, sodass ein TN mit seinen Händen von außen gegen die Partnerhände drückt und die andere Person von innen dagegen hält; dann werden die Handpositionen getauscht.
- Der ÜL muss auf eine stabile Standposition und eine regelmäßige Atmung achten und lässt auch diese Übung mehrfach durchführen.

Stärkung der Muskulatur:

Kreisaufstellung

- Jeder TN erhält einen Stab und packt ihn mit beiden Händen an den Enden auf Brusthöhe.
- Der Stab wird mit beiden Händen vorgeschoben und an den Körper herangezogen, dabei bleiben die Ellenbogen auf Schulterhöhe.
- Die TN halten den Stab mit beiden Händen auf Brusthöhe und lassen abwechselnd den rechten und linken Arm kreisen (Abb. 62).
- Der Stab wird mit beiden Händen auf Brusthöhe gehoben, beide Arme werden nach oben über den Kopf gestreckt und wieder gebeugt, bis der Stab auf Nackenhöhe ist.
- Die TN fassen den Stab senkrecht hinter dem Rücken, eine Hand greift von oben, die andere von unten zu. Nun wird der Stab soweit wie möglich nach oben und unten geschoben (Abb. 63). Anschließend wird die Handhaltung getauscht.

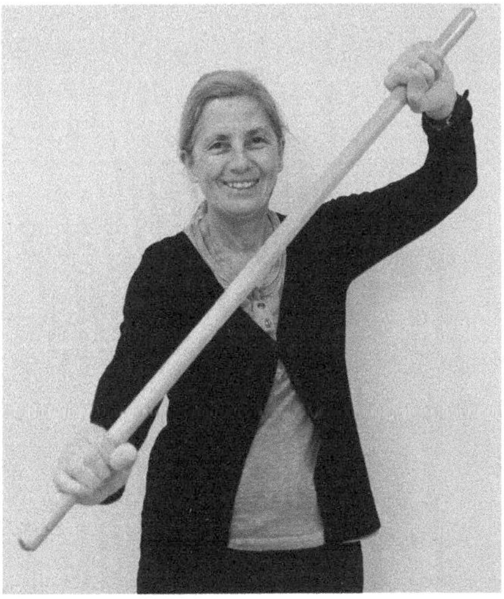

Abb. 62: Stab kreisen

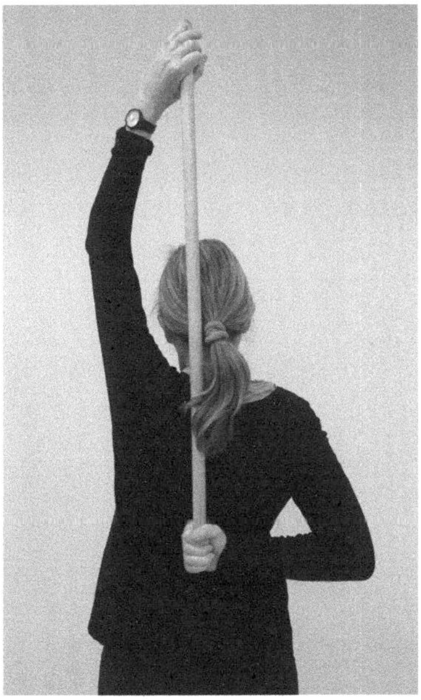

Abb. 63: Stab hinter dem Rücken

Abschluss: Spiel

Kreisaufstellung

- Die TN klopfen mit den Stäben einen Rhythmus auf den Boden, z. B. nach einem bekannten Lied.
- Alternativ gibt der ÜL einen Morse-Rhythmus vor, z. B. „Kurz, kurz, lang, lang“. Die TN hören zu und klopfen ihn gemeinsam nach (die TN können auch eigene Rhythmen vorgeben).

Stundenbild 15

Wurfsäckchen, Ball, Murmeln, Becher, Tischtennisbälle, Therabänder, Wurfring, Geräuschdosen, Karten mit Begriffen (Vorschläge im Text)

Aufwärmphase:

Kreisaufstellung

- Die Wurfrunde wird in einer festen Reihenfolge gespielt, die vom ÜL vorgegeben wird; zuerst mit dem Wurfsäckchen, im Anschluss mit einem Ball. Dabei folgen die TN ihrem geworfenen Ball, sodass sie ständig ihren Standort verändern.
- Jetzt bringt der ÜL eine Murmel in das Spiel: Die TN überbringen ihre Murmel ihrem Anspielpartner und stellen sich auf dessen Platz.

Wahrnehmung, räumliche Orientierung:

freie Bewegung im Raum

- Die TN geben eine Murmel an den bisherigen Partner weiter.
- Die Murmeln sollen zuerst mit Zeigefinger und Daumen der rechten Hand gefasst werden, dann mit Mittelfinger und Daumen, mit Ringfinger und Daumen und schließlich mit kleinem Finger und Daumen (Abb. 64).
- Dann arbeiten die Finger der linken Hand und geben die Murmel weiter.

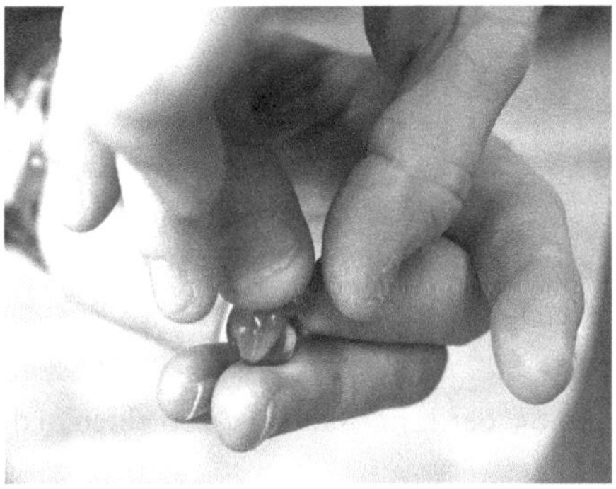

Abb. 64: Murmeln

TIPP

Alle Finger der Hände sollten mehrfach im Einsatz sein. Möglich sind auch mehrere Murmeln, die weiter wandern.

Dual-Task-Aufgabe, Koordination:

freie Bewegung zu zweit im Raum

- Jeder TN erhält zwei Becher und ein Tischtennisbällchen, das er mehrfach von einem Becher in den anderen schüttet (Übung nach Voelcker-Rehage et al. 2012).
- Dann stellen sich zwei TN mit ihren Bechern einander gegenüber und schütten die Tennisbällchen um, von rechts auf rechts und von links auf links (Abb. 65).

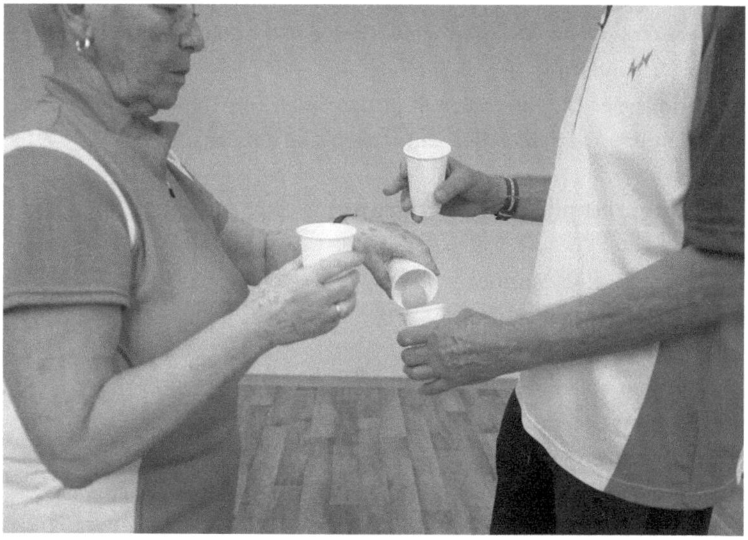

Abb. 65: der Tennisball wird von einen in den anderen Becher geschüttet

- Ergänzend dazu sollen die TN sich mit kleinen Schritten seitwärts bewegen (Abb. 66).
- Zusätzlich sollen die TN kleine Denkaufgaben des ÜL lösen, z.B.: „Welche Baumarten gibt es?", „Welche Tiere bewegen sich in der Luft?", „Welche Gegenstände findet man in einer Küche?"

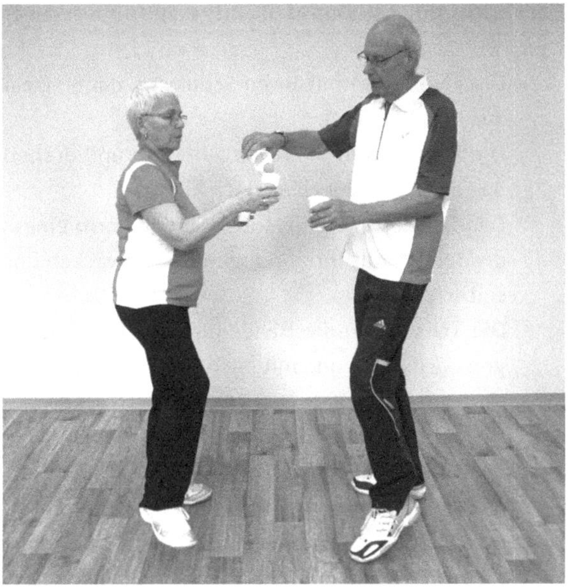

Abb. 66: Ball-Schütt-Übung im Seitwärtsgang

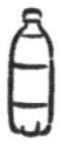

Trinkpause

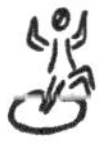

Koordination:

Bewegung zu festgelegten Stationen

- Der ÜL verteilt 36 Karten mit verschiedenen Begriffen an die TN und nennt sechs Standorte im Raum, an denen die Karten thematisch passend abgelegt werden sollen.
- Mehr als sechs Begriffe dürfen nicht beieinander liegen; jeder TN darf seine eigenen Karten legen, aber auch andere Karten umlegen, bis die gesamte Gruppe das Gefühl hat, dass die Begriffe zueinander passen.
- Ein Beispiel: **Bundesliga** – Urlaub – Rezept – Zoo – **Elfmeter** – Hotel – Küchenwaage – Elefant – **Rote Karte** – Abreise – Gewürze – Fütterung – **Freistoß** – Stadtrundfahrt – Topf – Käfige – **Stadion** – Koffer – Wiegemesser – Tierpfleger – **Fußball** – Sandstrand – Kräuter – Affen Allergietest – Rosinen – Mullbinde – Mehl – Salbe – Eier – Pflaster – Verzierung – Blutdruck – Kuchenform – Spritze – Backofen.

Stärkung der Muskulatur, allgemeine Beweglichkeit:

Kreisaufstellung

- Die TN kreisen mit ihren Schultern, dann strecken sie die Arme seitlich aus und „fliegen".
- Die TN strecken die Arme zur Seite und drehen sich im Oberkörper, die Augen folgen der Hand nach hinten.
- Dann strecken die TN ihre Arme in Form eines „V" nach oben, von dort greifen sie mit ihren Händen in den Nacken und neigen den Oberkörper seitlich.
- Die TN stützen die Hände auf die Oberschenkel, die Fingerspitzen zeigen nach innen und mit leicht gebeugten Knien drücken sie ihren Rücken rund wie einen Katzenbuckel, dann strecken sie den Rücken wieder lang.
- Die TN legen die Handflächen gegeneinander, die Fingerspitzen zeigen nach oben und die Hände schieben mit leichtem Gegendruck nach rechts und links, dann kurz und ruckartig hin und her.
- Dann heben die TN ihr linkes Knie hoch und drücken für einen Moment fest mit der linken Hand dagegen; ebenso mit dem rechten Knie und der rechten Hand verfahren.

Stärkung der Muskulatur:

Kreisaufstellung

- Die TN erhalten jeweils ein Theraband und hängen es in einen Wurfring in der Mitte ein (Abb.67).

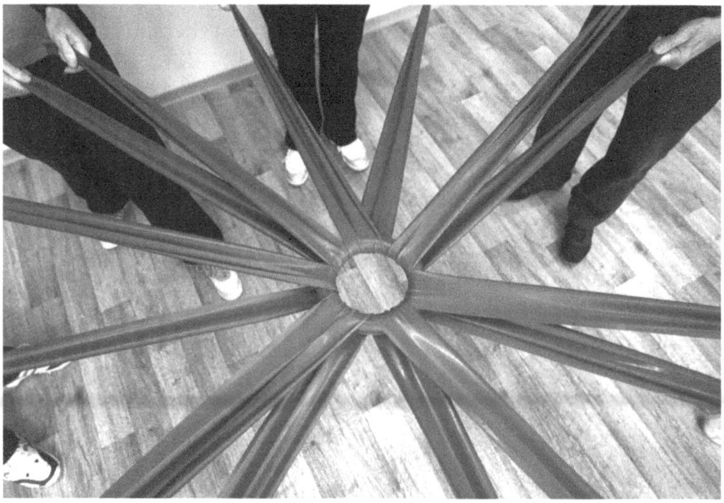

Abb.67: Therabänder an einem Wurfring

- Die TN ziehen die Bänder sowohl mit angewinkelten Ellenbogen als auch mit gestreckten Armen nach hinten.
- Sie bewegen beim Ziehen einen Arm gestreckt nach oben, den anderen Arm gestreckt nach unten – die Armpositionen wechseln (Abb. 68).
- Alle Übungen werden mit dem Spruch „ziehen und lösen" im gemeinsamen Rhythmus durchgeführt.

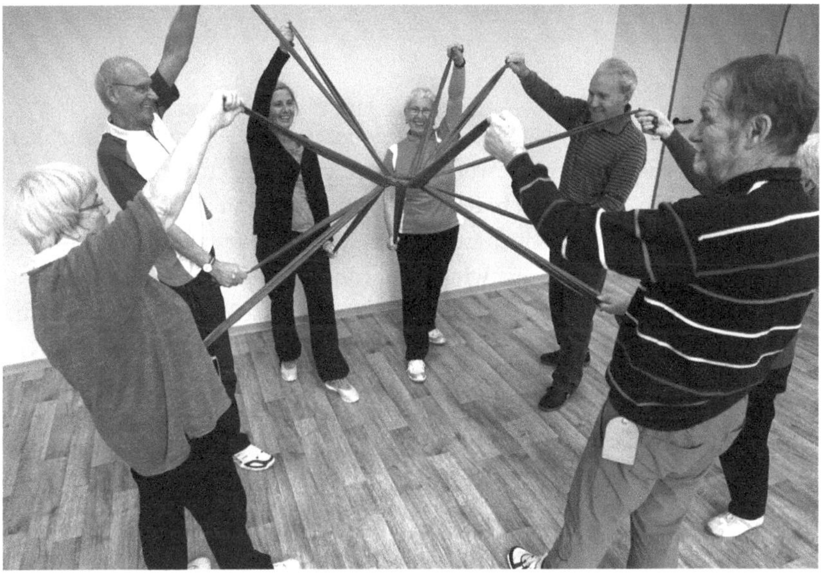

Abb. 68: Nach oben und unten

Abschluss: Spiel zur Wahrnehmung

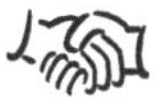

Kreisaufstellung (großer Kreis)

- Einige TN erhalten vom ÜL Kunststoffdosen, die mit unterschiedlichen Materialien gefüllt sind, z. B. mit Sand, kleinen Steinen, einem dicken Stein, Trockenerbsen, Reis etc.
- Der ÜL nimmt einen TN mit geschlossenen Augen in die Kreismitte, dreht ihn um die eigene Achse und gibt den verschiedenen TN nacheinander den Auftrag, ihre Dosen zu schütteln.
- Der TN soll nun mit Hilfe des ÜLs hören, aus welcher Richtung das gesuchte Geräusch kommt und sich darauf zubewegen.

5 Übungsmöglichkeiten zur Zusammenstellung eigener Stundenbilder

Von Birgit Backes

In den folgenden Kapiteln 5.1 bis 5.6 werden ergänzende Übungsmöglichkeiten zu den verschiedenen Schwerpunktbereichen aufgeführt. Hier soll den Übungsleitenden die Möglichkeit gegeben werden, zu folgenden Schwerpunkt-Bereichen weitere Ideen zu finden: leichtes Herz-Kreislauf-Training, Dual-Task-Aufgaben, Gleichgewichts-Koordinationstraining und Sturzprophylaxe, allgemeine Beweglichkeit, Übungen zur Stärkung der Muskulatur und zum Stundenabschluss. Wie in den Stundenbildern zu erkennen ist, sollten die Übungsleitenden versuchen, Inhalte aus allen Bereichen in den Stundenaufbau zu integrieren. Hier können sie nach dem Baukastenprinzip vorgehen und sich eigene Übungsstunden zusammenstellen oder Bereiche aus den vorgegebenen Stundenbildern austauschen. Zusätzliche Übungen zum Aufwärmen wurden bewusst weggelassen, da die Aufwärmphase in den 15 Stundenbildern immer als Wurfritual durchgeführt wird.

Manchmal ist es sinnvoll und effektiv, in einer Stunde einen besonderen Schwerpunkt – z. B. auf die Sturzprophylaxe – zu legen, um hier besonders intensiv zu trainieren. In einem solchen Fall werden andere Bereiche in dieser Stunde gekürzt oder gar nicht behandelt.

5.1 Leichtes Herz-Kreislauf-Training

Die zentrale Funktion unseres Herz-Kreislauf-Systems besteht darin, den Organismus jederzeit ausreichend mit Blut und somit mit den lebensnotwendigen Nährstoffen zu versorgen. Gleichzeitig dient dieses System dem Abtransport von Stoffwechselabbauprodukten.

Ein gut trainiertes Herz-Kreislauf-System ist die beste Prävention für alle Herz-Kreislauf-Erkrankungen und die daraus resultierenden Folgen. Durch ein regelmäßiges Ausdauertraining arbeitet das Herz-Kreislauf-System ökonomischer. Ein gut trainiertes Herz benötigt weniger Schläge, um die gleiche

Menge Blut durch den Körper zu pumpen und weil das Herz auch kräftiger schlägt, erhöht sich sogar die Blutmenge, die pro Herzschlag in das Blutgefäßsystem gelangt.

Übungsmöglichkeiten

- Mit zügigem Tempo setzen die Arme ein und gehen mit der Gehbewegung mit, diagonal und gleichseitig. *(frei im Raum gehen)*
  - Der ÜL gibt unterschiedliche Gehtempi, ggf. auch den Rhythmus vor.
  - Die Knie werden während des Gehens in unterschiedliche Höhe angehoben, gleichzeitig wird der jeweils diagonale Arm nach oben gestreckt.
  - Das Knie wird angehoben, die diagonale Hand berührt das Knie im Gehen.
  - Während des Gehens klatscht jeder TN einen anderen TN, den er trifft, ab (rechte/linke Hand, beide Hände).
  - Der ÜL gibt verschiedene Schrittfolgen auf anderem Untergrund, z.B. Teppichfliesen, vor.
  - Die TN machen zusammen leichte Kreistänze mit deutlichen Arm- und Beinbewegungen.

- Beide Hände fassen die Schnur, die Arme bewegen sich vor und zurück, nach oben und nach unten. *(Varianten mit der „Zauberschnur“)*
  - Die TN kreisen die Arme vorwärts und rückwärts an der Zauberschnur.
  - Mit den Armen „Fahrrad fahren“.
  - Im Wechsel setzen die TN einen Fuß vor und strecken die Arme gleichzeitig hoch („Zauberschnur“ geht hoch).
  - Dann setzen sie im Wechsel einen Fuß zurück und strecken die Arme gleichzeitig vor („Zauberschnur“ zieht sich in der Mitte zusammen).
  - Die linke oder die rechte Hand bleibt an der Schnur, die TN gehen im Kreis und schwingen gleichzeitig den freien Arm mit.

- Beide Hände der TN fassen das Tuch, die Arme bewegen sich auf und ab (das Schwungtuch „flattert“ rauf und runter). *(Varianten mit dem Schwungtuch)*
  - Gleichzeitig können die TN in die Hocke gehen.

5.2 Dual-Task-Aufgaben

Mit zunehmendem Alter lassen Gehsicherheit und die Fähigkeit, sich an zusätzliche Herausforderungen möglichst schnell anzupassen, nach.

Oft bleiben ältere Menschen deshalb stehen, während sie reden. Gehen und gleichzeitig Reden funktioniert nicht mehr. Demenziell erkrankte Menschen leiden durch kognitiv-motorische Defizite häufig unter einer verminderten Aufmerksamkeitsleistung und haben ein erhöhtes Sturzrisiko.

Übungsmöglichkeiten

freie Bewegung im Raum

- Die TN bewegen sich zur Musik und setzen gleichzeitig vom ÜL vorgegebene unterschiedliche Schrittgrößen und Gehvarianten um.
- Bei Begegnung mit einem anderen TN erfolgt eine Begrüßung mit der rechten Hand, mit der linken Hand oder mit beiden Händen; gleichzeitig nennen die TN den eigenen Namen oder den der gegenüberstehenden Person. Ergänzend können die TN bei der Begrüßung nur auf einem Bein stehen.
- Der Raum wird vom ÜL in vier Teile eingeteilt, jedes Viertel bedeutet für die TN eine bestimmte Gangart.

Bewegung paarweise im Raum

- Die TN gehen nebeneinander, einer der beiden stellt eine andere (z.B. berühmte) Person dar, die vom Partner durch Fragen ermittelt werden soll (Fragen dürfen nur mit ja und nein beantwortet werden).
- Die TN gehen nebeneinander und stupsen einen Luftballon vor sich her. Diese Übung kann gesteigert werden, indem nebenbei einfache Rechenaufgaben (7+4, 2x8, 17-3) gelöst werden oder z.B. eine Zahlenreihe aufgesagt wird.
- Zwei Partner stehen sich gegenüber und bewegen sich im Seitschritt fort, dabei werfen sie sich einen Ball zu und gleichzeitig werden z.B. Obstsorten aufgezählt.

TIPP

Hier sollten die TN versuchen, den Ball kontinuierlich zu werfen und nicht erst dann, wenn ihnen ein Obst einfällt.

Absolvieren eines Parcours

- Ein Hindernisparcours wird aufgebaut, der mit Hilfe des Partners durchquert wird. Aufgabenstellungen zur Kopfarbeit können vom ÜL beliebig ergänzt werden.

- Die TN laufen durch einen Slalom, bei dem gleichzeitig ein Tennisball von der rechten in die linke Hand geworfen wird.
- Mit Hilfe von Stäben geben sich die TN aufgesteckte Pappbecher weiter, dabei marschieren sie gleichzeitig auf der Stelle und lösen evtl. kleine Denkaufgaben.

im Kreis stehen oder sitzen

- Die TN gehen auf der Stelle: Der ÜL verteilt Begriffskarten und die TN denken sich nacheinander zu ihren Begriffen einen Satz aus.
  - Die TN können versuchen, eine gemeinsame Geschichte daraus zu entwickeln.
  - Beispielwörter sind: Jaguar, Nackenstütze, Einbahnstraße, Lenkrad, Parkuhr, Rücksitz, Motor, Innenbeleuchtung, Sonnenblende, Blinker, Warndreieck, Oldtimer, Ampel, Querstraße, Zweitwagen, Batterie, Bushaltestelle, Tiefgarage, Cabrio, Gaspedal, Unterführung, Führerschein, Zulassung, Kastenwagen, Rücksitz, Elektroauto, Feuerwehr.

- Zusätzliche Kopiervorlagen für weitere Dual-Task-Aufgaben finden Sie im Anhang:
  - Kopiervorlage 9: Arbeitsblatt Wortpaare – der ÜL sagt „Über Stock und…" vor, die TN komplettieren das Wortpaar mit „Stein".
  - Kopiervorlage 10: Begriffe zu M, S und R – der ÜL stellt eine Frage und die TN sollen Antworten zu dem vom ÜL vorgegebenen Buchstaben finden.
  - Kopiervorlage 11: Analogien – der ÜL gibt den ersten Teil der Analogie vor (z.B. „Alt passt zu neu wie dick zu…"), die TN komplettieren (z.B. „dünn").

5.3 Gleichgewichts-Koordinations-Training und Sturzprophylaxe

Unser Gleichgewichtssystem besteht aus einem Zusammenspiel verschiedener Sensoren, welche ihre Informationen an unser Gehirn weiterleiten.

Das geschieht zum einen über die visuelle Aufnahme durch unsere Augen, zum anderen über somatische Sensoren, welche sich in Haut, Muskeln und Gelenken befinden.

Ein weiteres Wahrnehmungsorgan befindet sich im Innenohr, es ist das Gleichgewichtsorgan (Vestibularapparat). Um das Gleichgewicht zu halten, muss der Körper nicht nur Veränderungen wahrnehmen, sondern auch darauf reagieren können und entsprechend gegensteuern. Gleichgewichtsübungen trainieren die Reaktionen unseres Körpers auf äußere Herausforderungen. Die Regulation plötzlicher Bewegungen erfolgt meist unwillkürlich und wird über Reflexe gesteuert. Der Körper wird angeregt, schnell zu reagieren und das Gleichgewicht wiederherzustellen. Der Körper übt durch ein solches Training das Zusammenspiel von Nervensystem und Muskeln – es wird flüssiger, harmonischer und dadurch schneller.

Zusätzlich werden beim Gleichgewichtstraining viele Muskelfasern aktiviert, was ergänzend eine gute Auswirkung auf die Körperhaltung mit sich bringt.

Um bei den folgenden Übungen eine Verbesserung des Gleichgewichts zu erreichen, sollten die Übungen für die Teilnehmenden als eher schwierig empfunden werden.

Übungsmöglichkeiten

Beispiele in der Bewegung: Gehvarianten

- betont langsam gehen: Der Fuß rollt von der Ferse zur Fußspitze ab
- besonders große Schritte machen
- in jedem Schritt einen kurzen Moment verweilen
- über unsichtbare Hindernisse steigen
- während des Gehens nach oben und unten schauen
- während des Gehens nach rechts und links schauen
- einige Schritte gehen – 180°-Drehung – weitergehen – 360°-Drehung – weitergehen
- über ein Seil oder eine aufgeklebte Linie gehen, ein Fuß steht darauf, einen Fuß daneben
- mit beiden Füßen über ein Seil gehen („Gänsefuß")
- seitwärts über ein Seil gehen
- mit Klebeband einen Hüpfkasten aufkleben und Gehmuster gehen
- während des Gehens über eine gerade Linie einen Ball prellen, einen Luftballon hochwerfen, ein Wurfsäckchen um den Körper reichen oder die Arme gleichseitig vor- und zurückbewegen

Beispiele im Stand

- hüftbreit stehen, Gewicht vor- und zurückverlagern
- Gewicht nach rechts und links verlagern
- Gewicht verlagern, dabei einen Fuß heben und die Be- und Entlastung spüren
- ein Bein vor- und zurückschwingen
- ein Bein beschreibt vor dem Körper eine liegende Acht
- möglichst lang auf einem Bein stehen
- auf einem Bein stehen und über eine Schulter schauen

- Steigerung der Schwierigkeit durch die Veränderung der Standposition
  - Beine hüftbreit geöffnet
  - geschlossener Stand
  - Semitandemstand: Füße stehen eng, aber halb versetzt nebeneinander
  - Tandemstand: Füße stehen voreinander
  - Einbeinstand
  - instabile Unterlage (gefaltete oder gerollte Matte, Balance-Pad oder Igel)
- in allen Standpositionen können gleichzeitig ergänzende Zusatzaufgaben durchgeführt werden, z. B. Armbewegungen oder Klatschvarianten

TIPP

Wenn ein freier Stand nicht möglich ist, kann eine Stützmöglichkeit, z. B. ein Stuhl, angeboten werden.

5.4 Allgemeine Beweglichkeit

Mit zunehmendem Alter werden die Menschen immobiler. Die Beweglichkeit der Gelenke wird unter anderem aufgrund verschiedener Erkrankungen (z. B. Arthrose, Osteoporose, Rheuma, Spinalkanalstenosen usw.) geringer.

Ergänzend erlebt man bei kognitiv eingeschränkten Menschen häufig eine mangelnde körperliche Aktivität. Dies führt zur Verschlechterung der motorischen Leistung und der allgemeinen Beweglichkeit und kann in Verbindung mit einer häufig erkennbaren verminderten Risikoeinschätzung die Sturzgefahr erhöhen. Zusätzlich lassen Gehsicherheit und Orientierungsfähigkeit nach. Es fällt diesem Personenkreis schwer, auf plötzlich veränderte Situationen zu reagieren oder mit zusätzlichen Herausforderungen – wie Unebenheiten oder glatten Oberflächen – zurechtzukommen.

Übungsmöglichkeiten

- jeweils eine Schulter heben und senken
- beide Schultern heben und ganz langsam senken
- die Schultern kreisen vorwärts und rückwärts
- eine Hand seitlich auf die Schulter legen und die Schulter kreisen
- einen Arm seitlich ausstrecken, im Schultergürtel nach außen und nach innen drehen

- Arme hängen seitlich neben dem Körper (Innenhand zeigt nach vorne), den Kopf leicht zur Brust neigen (ein Doppelkinn machen), dann den Kopf zur rechten und zur linken Seite neigen
- einen Arm nach vorne strecken und die Hand locker zur Faust ballen, mit der anderen Hand die Faust leicht nach unten drücken
- einen Arm nach vorne strecken, Fingerspitzen zeigen zur Decke, die andere Hand zieht die gestreckten Finger leicht nach hinten

5.5 Stärkung der Muskulatur

Unsere Muskulatur brauchen wir ständig im täglichen Leben – beim Treppensteigen, beim Aufstehen vom Stuhl oder der Toilette, beim Tragen von Einkaufstaschen und Kisten, beim Festhalten am Treppengeländer oder an einem Haltegriff.

Leider beginnt bereits ab dem dreißigsten Lebensjahr der ganz normale Alterungsprozess des Körpers und unsere ca. 640 Muskeln bauen kontinuierlich Muskelmasse ab.

Wenn die Muskeln mit der Zeit immer schlaffer werden, dann leidet auch die Stabilität der Knochen, der Gelenke und der Wirbelsäule darunter. Welche Muskelgruppen sind besonders wichtig?

- Oberschenkel- und Wadenmuskulatur
- Arm- und Schultermuskulatur
- Rücken- und Bauchmuskulatur

Wie kann ich trainieren?

- mit Eigengewicht
- mit Hanteln und Manschetten
- mit einem elastischem Übungsband

Übungsmöglichkeiten

im Kreis (evtl. mit Handreichung oder an der „Zauberschnur")

- Die TN heben und senken ein Knie, ohne den Boden zu berühren.
- Die Arme der TN sind in U-Haltung, die Daumen zeigen nach hinten, Arme langsam nach hinten bewegen, sodass die Schulterblätter näher aneinander kommen, dann die Unterarme vor dem Körper zusammenführen.

- Die Oberarme der TN liegen eng am Körper, die Unterarme zeigen nach vorne, die Handinnenflächen zur Decke, dann werden die Unterarme nach außen bewegt.
- Wandliegestütz (etwa eine Armlänge Abstand zur Wand halten).
- Die TN kneten in der rechten Hand verschiedene Knetbälle und sagen gemeinsam folgenden Spruch auf: „Vor, zurück, nehmen und geben." Dabei wird mit der rechten Hand die Bewegung vor und zurück ausgeführt, die linke Hand nimmt den Gegenstand und gibt ihn an den linken Partner weiter; die gleiche Übung wird mit der anderen Seite ausgeführt.

am und auf dem Stuhl

- Die TN stehen hüftbreit hinter dem Stuhl und halten sich mit gestreckten Armen an der Stuhllehne fest, sie gehen in die Hocke, die Knie- und Knöchelgelenke sollten übereinander stehen.
- Die TN stützen sich an der Stuhllehne und strecken ein Bein seitlich.
- Die TN stützen sich an der Stuhllehne und strecken ein Bein nach hinten.
- Die TN sitzen auf der vorderen Stuhlkante, stellen einen Fuß vor und legen die Hände gekreuzt auf das Brustbein. Dann neigen sie den Oberkörper vor, stehen langsam auf und setzen sich wieder hin.
- Die TN sitzen auf der vorderen Stuhlkante, drücken die rechte Hand gegen das linke Knie und umgekehrt.
- Die TN sitzen auf der vorderen Stuhlkante und steigen imaginäre Treppen mit unterschiedlich hohen Stufen.
- Auf der vorderen Stuhlkante sitzend, tippeln die TN ganz schnell mit ihren Füßen (wie eine „Nähmaschine").
- Die TN sitzen auf der vorderen Stuhlkante, halten sich an der Rückenlehne fest, heben beide Beine ca. zehn Zentimeter an und strecken im Wechsel die Unterschenkel.
- Auf der vorderen Stuhlkante sitzend, lassen die TN ihre Arme seitlich neben dem Körper hängen. Aus dieser Position strecken sie die Arme seitlich bis auf Schulterhöhe und bewegen sie dann auf und ab.
- Die TN sitzen auf der vorderen Stuhlkante, strecken die Arme auf Schulterhöhe nach vorne (die Handinnenflächen zeigen zur Decke) und beugen und strecken die Unterarme (die Oberarme bleiben auf Schulterhöhe).
- Auf der vorderen Stuhlkante sitzend, legen die TN die Hände seitlich auf die Schultern und senken und heben die Ellenbogen.

mit einem elastischen Band

- Die TN stehen frei, die Knie sind leicht gebeugt, sie halten das Band vor der Brust und ziehen es auseinander.
- Ein Arm wird auf Schulterhöhe gestreckt nach vorne gehalten, der andere Arm zieht das Band mit angewinkeltem Ellenbogen nach hinten.

- Ein Arm wird auf Schulterhöhe gestreckt nach vorne gehalten, der andere Arm zieht das Band mit gestrecktem Arm nach hinten.
- Die TN stehen in Schrittstellung und stellen das hintere Bein auf das Band, das mit beiden Händen auf Kopfhöhe hochgezogen wird. Anschließend lassen sie die Arme ganz langsam wieder sinken.

MERKE

Im Zusammenhang mit der Stärkung spezifischer Muskelgruppen sollte immer auf eine anschließende Dehnung geachtet werden.

5.6 Abschluss

Entspannungsübungen bieten eine gute Möglichkeit Ruhe zu vermitteln und die Übungsstunden ausklingen zu lassen. Gerade hiervon profitieren auch Menschen mit Demenz, bei welchen häufig eine innere Unruhe beobachtet werden kann.

TIPP

Gut einzusetzen sind hier kleine Atemübungen, evtl. Tai Chi oder Qigong, kurze Phantasiereisen, progressive Muskelentspannung in Kurzform, sowie „Rückengeschichten" oder auch nur das gemeinsame Hören von Musik.

Übungsmöglichkeiten

- Zwei TN stehen hintereinander, die hintere Person berührt den Vordermann mit der Hand oder mit einem Tennisball, dieser benennt die Körperstellen und bewegt sie.
- Die TN sitzen im Stuhlkreis und werfen sich solange ein Wollknäuel zu, bis alle TN miteinander vernetzt sind. Beim Weiterwerfen nennt jeder TN eine Sache, die er nicht mag. Wenn alle vernetzt sind, wird das Knäuel wieder aufgerollt, dabei nennt jeder TN eine Sache, die er gerne mag.
- Die TN ertasten blind Stoffbeutel, die mit unterschiedlichen Gegenständen befüllt sind, z. B. mit Nüssen, Kastanien, Korken, Muscheln, Tannenzapfen, Wäscheklammern etc.
- Der ÜL liest eine Phantasiereise vor.

Phantasiereise (Wald)

Atme zwei- bis dreimal tief ein, sodass dein Atem den Bauchraum erreicht und dein Zwerchfell sich weitet. Wenn du möchtest, kannst du jetzt deine Augen schließen.

Stell dir vor, du machst einen Spaziergang durch deinen Lieblingswald. Wo hast du dich immer schon gerne im Wald aufgehalten?

Such dir einen Weg, den du gerne magst.

Es ist ein herrlicher Frühlingstag. Die Vögel zwitschern und das Blattlaub der Bäume leuchtet in seinem frischen Grün.

Helle Sonnenstrahlen durchdringen den Baumbewuchs und berühren den weichen Waldboden.

Du spürst die Ruhe und Stille, die dieser Ort dir bietet.

Zusammen mit deinen sanften Schritten geht dein Atem ganz ruhig ein und aus.

Du riechst den Waldboden und entdeckst einen Ameisenhügel voller Bewegung.

Die unterschiedlichen Baumrinden und Blattformen faszinieren dich auf deinem Spaziergang.

Wie schön kann doch die Natur sein, wenn man sie bewusst wahrnimmt.

Deine Füße schwingen auf deinem Weg über den weichen Waldboden und die Luft zum Atmen ist ein Geschenk.

Wandere in deinem Wald noch ein Weilchen weiter und genieße all die Eindrücke, die dich begleiten.

Dein Atem geht mit jedem Schritt ganz ruhig ein und aus, ein und aus.

Pause

So langsam kehrst du gedanklich wieder in diesen Raum zurück und spürst den Stuhl, auf dem du sitzt.

Du öffnest und schließt deine Hände mehrmals und bewegst deine Füße.

Recke und strecke dich einmal, so als würdest du morgens wach, und wenn du kannst, öffne deine Augen wieder.

- Zwei Personen stehen hintereinander, der ÜL erzählt eine Rückengeschichte. Die hintere Person stellt mit den Händen auf dem Rücken des Vordermannes die einzelnen Begriffe dar.

Rückengeschichte (Jahreszeiten)

Es ist ein wunderschöner Frühlingstag mit blauem Himmel und strahlender Sonne *(Hände liegen auf den Schultern des Vordermannes).*

Ein zarter Frühlingswind kommt auf *(Vordermann wird leicht hin und her gewiegt)*

und einige Schleierwolken ziehen am Himmel auf *(kreisende Bewegungen auf dem Rücken des Vordermannes).*

Die ersten Marienkäfer und Schmetterlinge flattern durch die Luft *(krabbelnde und flatternde Bewegungen auf dem Rücken des Vordermannes)*

und die schwüle Luft der heißen Sommertage spüren wir am ganzen Körper *(ganzflächig die Hände auf verschiedenen Körperstellen des Vordermannes auflegen).*

Zu Beginn des Herbstes kommt ein leichter Herbststurm auf *(Vordermann wird leicht geschüttelt)*

und der ein oder andere Regenschauer durchzieht das Land

(mit den Fingerkuppen Regentropfen auf den Rücken des Vordermannes tupfen).

Erste Nebelschwanden füllen die Talsohlen *(beide Hände wischen horizontal über den Rücken des Vordermannes).*

Kaum ist der letzte Vogel Richtung Süden gezogen, fallen die ersten Schneeflocken. Jeder möchte gerne den ersten Schneeball formen *(die Hände kneten den Rücken des Vordermannes).*

Wie schön ist es, sich jetzt gemütlich im Warmen niederzulassen *(hintere Person lehnt sich leicht an den Rücken des Vordermannes und streicht mit den Händen über die Arme des Vordermannes).*

Anhang

Verwendete Literatur

Barnes, D. E., Santos-Modesitt, W., Poelke, G., Kramer, A. F., Castro, C., Middleton, L. E., Yaffe, K. (2013): The Mental Activity and Exercise (MAX) Trial: a Randomized Controlled Trial to Enhance Cognitive Function in Older Adults. JAMA Internal Medicine 173, 797–804

Brach, M., Brinkmann-Hurtig, J., Csöff, M., Kraus, U., Mechling, H., Meier, M., Nieder, F., Nieder, U. (2007): Fit für 100. Förderung der Mobilität und Selbstständigkeit für Hochaltrige. Praxisleitfaden zur Einrichtung von Bewegungsangeboten für alle Bereiche der Altenhilfe. Deutsche Sporthochschule, Köln

Buber, M. (1995): Ich und Du. Reclam, Stuttgart

Buijssen, H. (2016): Demenz und Alzheimer verstehen. Erleben, Hilfe, Pflege: Ein praktischer Ratgeber. Beltz, Weinheim

Coelho, F. G., Vital, T. M., Stein, A. M., Arantes, F. J., Rueda, A. V., Camarini, R., Teodorov, E., Santos-Galduróz, R. F. (2014): Acute Aerobic Exercise Increases Brain-derived Neurotrophic Factor Levels in Elderly with Alzheimer's Disease. Journal of Alzheimer's Disease 39, 401–408

Dao, A. T., Zagaar, M. A., Levine, A. T., Salim, S., Eriksen, J. L., Alkadhi, K. A. (2013): Treadmill Exercise Prevents Learning and Memory in Alzheimer's Disease like Activity. Current Alzheimer Research 10, 507–515

DAlzG e. V. – Deutsche Alzheimer Gesellschaft e. V. Selbsthilfe Demenz (2016): Informationsblatt 1. Die Häufigkeit von Demenzerkrankungen. In: www.deutsche-alzheimer.de/fileadmin/alz/pdf/factsheets/infoblatt1_haeufigkeit_demenzerkrankungen_dalzg.pdf, 18.05.2018

DIMDI – Deutsches Institut für Medizinische Dokumentation und Information (Hrsg.) (2017): ICD-10-GM 2018. Systematisches Verzeichnis. Deutscher Ärzte Verlag, Köln

Eichenseer, B., Gräßel, E. (Hrsg.) (2015): Aktivierungstherapie für Menschen mit Demenz. Motorisch – alltagspraktisch – kognitiv – spirituell. 2. Aufl. Urban & Fischer, München

Ennen, J. C., Müller, B. W., Bibl, M., Esselmann, H., Rütten, A., Platen, P., Trampisch, H. J., Abu-Omar, K., Schade-Brittinger, C., Freese, j., Juckel, G., Maier, W., Kornhuber, J., Nehen, h., Diener, H. C., Hermann, D. M., Hinrichs, T., Schneider, A., Falkai, P., Wolf, S., Schulz, J., Fassbender, K., Otto, M., Daum, I., Wiltfang, J. (2008): Einfluss von multimodaler sportlicher Aktivität auf Kognition und Alltagskompetenzen bei früher Alzheimer-Demenz (SPORT & KOG). Zeitschrift für Gerontopsychologie & -psychiatrie 21 (3), 163–169

Erickson, K. I., Voss, M. W., Prakash, R. S., Basak, C., Szabo, A., Chaddock, L., Kim, J. S., Heo, S., Alves, h., White, S. M., Wojcicki, T. T., Mailey, E., Vieira, V. J., Martin, s. A., Pence, B. D., Woods, J. a., McAuley, e., Kramer, A. F. (2011): Exercise Training Increases Size of Hippocampus and Improves Memory. Proceedings of the National Academy of Sciences of the United States of America 108 (7), 3017–3022

Fellgiebel, A., Müller, M. J., Schanz, B., Scheurich, A. (2005): Diagnose Demenz: Noch alle Handlungsmöglichkeiten nutzen. Pflegen Ambulant 16 (1), 6–10

Fischer-Terworth, C. (2013): Evidenzbasierte Demenztherapie. Wissenschaftlich fundierte neuropsychiatrisch-psychologische Therapie für den ambulanten und stationären Bereich. Pabst Science Publishers, Lengerich

Grabbe, D., Lammertz, S. (2005): Ballooning. Top in Form mit dem DIDIballoon. Knaur, München

Greenlund, L. J., Nair, K. S. (2003): Sarcopenia—consequences, Mechanisms, and Potential Therapies. Mechanisms of Ageing and Development 124 (3), 287–299

Haberstroh, J., Pantel, J. (2011): Kommunikation bei Demenz. TANDEM Trainingsmanual. Springer, Heidelber

Hauer, K., Schwenk, M., Zieschang, T. Essig, M., Becker, C., Oster, P. (2012): Physical Training Improves Motor Performance in People with Dementia: a Randomized Controlled Trial. Journal of the American Geriatrics Society 60 (1), 8–15

Hirsch, R. D. (2009): Psychotherapie bei Menschen mit Demenz. Psychotherapie 14 (2), 317–331

Kitwood, T. (2005): Demenz. Der person-zentrierte Ansatz im Umgang mit verwirrten Menschen. 4. Aufl. Huber, Bern

Kopp, B. (2013): Die wichtigsten Formen der Demenz. In: www2.ostfalia.de/export/sites/default/de/s/not_in_menu/Mueller/Tagung/Kopp.pdf, 24.05.2018

Kunz, M., Karanikas, K. (2016): Medizinisches Aufbautraining. Grundlagen, Indikationen, Klinische Anwendungen. Urban & Fischer, München

Marcell, T. J. (2003): Sarcopenia: Causes, Consequences, and Preventions. The Journals of Gerontology: Medical Sciences 58 (10), 911–916

Michler, E. (2016): Ich wünsche dir Zeit, zu dir selber zu finden: Begegnungen. Don Bosco Verlag, München

Middleton, L., Yaffe, K. (2009): Promising Strategies for the Prevention of Dementia. Archives of Neurology 66 (10), 1210–1215

Müller, E. (2014): Du spürst unter deinen Füßen das Gras. Autogenes Training in Phantasie- und Märchenreisen; Vorlesegeschichten. 29. Auflage. Fischer, Frankfurt/Main

Ngandu, T., Lehtisalo, J., Solomon, A. Levälahti, E., Ahtiluoto, S., Antikainen, R., Bäckman, L., Hänninen, T., Jula, A., Laatikainen, T., Lindström, J., Mangialasche, F., Paajanen, T., Pajala, S., Peltonen, M., Rauramaa, R., Stigsdotter-Neely, A., Strandberg, T., Tuomilehto, J., Soininen, H., Kivipelto, M. (2015): A 2 Year Multidomain Intervention of Diet, Exercise, Cognitive Training, and Vascular Risk Monitoring versus Control to Prevent Cognitive Decline in At-risk Elderly People (FINGER): a Randomised Controlled Trial. The Lancet 385 (9984), 2255–2263

Oswald, W. D., Ackermann, A., Gunzelmann, T. (2006a): Effekte eines multimodalen Aktivierungsprogrammes (SimA-P) für Bewohner von Einrichtungen der stationären Altenhilfe. Zeitschrift für Gerontopsychologie & -psychiatrie 19, 89–101

Oswald, W. D. Gunzelmann, T., Rupprecht, R., Hagen, B. (2006b): Differential Effects of Single versus Combined Cognitive and Physical Training with Older Adults: the SimA Study in a 5-year Perspective. European Journal of Ageing 3 (4), 179–192

Powell, J. (2009): Hilfen zur Kommunikation bei Demenz. Kuratorium Deutsche Altershilfe, Köln

The Look AHEAD Research Group (2006): The Look AHEAD Study: A Description of the Lifestyle Intervention and the Evidence Supporting It. Obesity (Silver Spring) 14 (5), 737–752

Sink, K. M., Espeland, M., Castro, C. M., Church, T., Cohen, R., Dodson, J. A., Guralnik, J., Hendrie, H. C., Jennings, J., Katula, J., Lopez, O. L., McDermott, M. M., Pahor, M., Reid,

K. F., Rushing, J., Verghese, J., Rapp, S., Williamson, J. D. (2015): Effect of a 24-Month Physical Activity Intervention vs Health Education on Cognitive Outcomes in Sedentary Older Adults: The LIFE Randomized Trial. Journal of the American Medical Association 314 (8), 781–790

Voelcker-Rehage, C., Tittlbach, S., Jasper, B., Regelin, P., Staudinger, U. M. (2012): Gehirntraining durch Bewegung. Wie körperliche Aktivität das Denken fördert. Arbeitshilfen für Übungsleiter/innen. 2. Aufl. In: www.ffc-niederkirchen.de/gribs-kurs.html?file=files/inhalt/pdf/DTB%20Gehirntraining.pdf, 24.05.2018

Yaffe, K. (2007): Metabolic Syndrome and Cognitive Decline. Current Alzheimer Research 4 (2), 123–126

Zank, S., Schacke, C. (2007): Längsschnittstudie zur Belastung pflegender Angehöriger von demenziell Erkrankten (LEANDER). Zeitschrift für Gerontopsychologie & -psychiatrie 20, 239–255

Literaturtipps

Bücher

Bell, V., Troxel, D., Cox, T., Hamon, R. (2007): So bleiben Menschen mit Demenz aktiv. 147 Anregungen nach dem Best-Friends-Modell. Ernst Reinhardt, München/Basel

Feil, N., de Klerk-Rubin, V. (2017): Validation. Ein Weg zum Verständnis verwirrter alter Menschen. 11. Aufl. Ernst Reinhardt, München/Basel

Gehrke, T., Lichte, H. (2009): Sportanatomie. 8. Aufl. Nikol, Hamburg

Grifka, J. (2008): Die kleine Knieschule. Rowohlt, Reinbek bei Hamburg

Häfelinger, U., Schuba, V. (2013): Koordinationstherapie. Propriozeptives Training. 6. Aufl. Meyer & Meyer, Aachen

Hüter-Becker, A., Dölken, M. (Hrsg.) (2007): Prävention. Physiolehrbuch Basis. Thieme, Stuttgart

Kolb, M. (2007): Spiele für den Herz- und Alterssport. Perspektive und Praxis einer spielorientierten Bewegungstherapie. 5. Aufl. Meyer & Meyer, Aachen

Lutz, H. (2015): Life Kinetik®. Gehirntraining durch Bewegung. BLV, München

Oswald, W. D. (2014): Aktiv gegen Demenz. Fit und selbstständig bis ins hohe Alter mit dem SimA® Gedächtnis- und Psychomotoriktraining. 2. Aufl. Hogrefe, Göttingen

Regelin, P., Winkler, J., Nieder, F., Brach, M. (2016): Fit bis ins hohe Alter. Kursmanual. 4. Aufl. Meyer & Meyer, Aachen

Schaade, G. (2012): Ergotherapie bei Demenzerkrankungen. Ein Förderprogramm. 5. Aufl. Springer, Berlin

Scharll, M. (1989): Bewegungstraining mit alten Menschen. Gruppengymnastik, Spiele, Aktivpflege mit Übungen für Bettlägerige und Schlaganfallpatienten. 3. Aufl. Thieme, Stuttgart

Steinhagen-Thiessen, E., Hanke, B. (Hrsg.) (2003): Neurogeriatrie auf einen Blick. Blackwell Verlag, Berlin

Vogt, L., Töpper, A. (2011): Sport in der Prävention. Handbuch für Übungsleiter, Sportlehrer, Physiotherapeuten und Trainer. In Kooperation mit dem Deutschen Olympischen Sportbund. 3. Aufl. Deutscher Ärzte-Verlag, Köln..

Wollring, U. (2015): Gymnastik im Herz- und Alterssport. Motivation durch Variation. 5. Aufl. Meyer & Meyer, Aachen

Zedlitz-Herpertz, S. v. (2011): Aktivierende Förderung mit älteren Menschen. Übungssammlung. 2. Aufl. Ernst Reinhardt, München/Basel

Ziganek-Soehlke, F. (2007): StuBs – Sturzprophylaxe durch Bewegungsschulung. Mehr Bewegungssicherheit im Alltag. Pflaum, München

Broschüren

Baden-Württemberg Stiftung gGmbH (Hrsg.) (2014): Training bei Demenz. Dokumentation zum Kongress. 2. Aufl. Schriftenreihe der Baden-Württemberg Stiftung, Forschung Nr. 42. In: www.bwstiftung.de/uploads/tx_news/BWS_TrainingDemenz_Publikation_final_01.pdf, 24.05.2018

Baden-Württemberg Stiftung gGmbH (2014): Therapie bei Demenz. Körperliches Training bei Menschen mit Demenz. Schriftenreihe der Baden-Württemberg Stiftung Gesellschaft und Kultur Nr. 74. In: www.bwstiftung.de/uploads/tx_news/Therapie_bei_Demenz.pdf, 24.05.2018

Füsgen, I. (2010): Demenz – ein unausweichliches Altersschicksal? Fachtagung des „Zukunftsforum Demenz" in Zusammenarbeit mit der Bundesarbeitsgemeinschaft der Senioren-Organisationen (BAGSO). Dokumentationsband. In: www.bagso.de/fileadmin/Aktuell/Publikationen/Dokumentation_Demenz_Unausweichliches_Altersschicksal_18.5.2010.pdf, 24.05.2018

Kurz, A., Freter, H.-J., Saxl, S., Nickel, E. (2017): Demenz. Das Wichtigste. Ein kompakter Ratgeber. Hrsg. v. d. Deutschen Alzheimer Gesellschaft e.V. Selbsthilfe Demenz. 4. Aufl. In: www.deutsche-alzheimer.de/fileadmin/alz/broschueren/das_wichtigste_ueber_alzheimer_und_demenzen.pdf, 24.05.2018

AOK (2017): Sicher zu Hause bewegen. In: http://aok-bv.de/imperia/md/aokbv/engagement/dpt2018_sicher_zu_hause_bewegen.pdf, 24.05.2018

Regelin, P. (2017): Sturzprophylaxe durch Bewegung. Bewegungsprogramme für Kraft, Balance und Beweglichkeit im Alter. 4. Aufl. Hrsg. v. d. Landeszentrale für Gesundheitsförderung in Rheinland-Pfalz e.V. (LZG). In: https://msagd.rlp.de/fileadmin/msagd/Publikationen/Gesundheit/2017_LZG_Sturzprophylaxe.pdf, 24.05.2018

Kopiervorlagen

Kopiervorlage 1: Übers Jahr

Kopiervorlage 1: Übers Jahr

Januar + März + August =	
September : März + Dezember =	
November – Mai + Juli =	
Oktober x April – Juni : Februar =	
Dezember : April + Oktober – Juli =	
Februar + September + April : Mai =	
Juni x Juli – März – November =	
Mai x Dezember – Oktober : Mai =	
August : Februar x November – Juli =	
April x Juli + Januar – November : Juni =	
März – Januar x Dezember : April =	
Juni x Juli x Februar – August =	
Juli + Oktober x März – November =	
Januar + November : April – März =	
Dezember – Juni + Februar x Februar =	

Kopiervorlage 2: Synonyme

Kopiervorlage 2: Synonyme

herrlich	ausgezeichnet, grandios, großartig, hervorragend, hinreißend, prächtig, phänomenal
herrisch	bestimmend, dominant, autoritär, herrschsüchtig, rigoros, streng, gebieterisch
attraktiv	begehrenswert, faszinierend, interessant, ansprechend, charmant, bezaubernd, gut aussehend, betörend
asketisch	abstinent, enthaltsam, mäßig, maßvoll
freundlich	entgegenkommend, gefällig, einnehmend, gutmütig, höflich, jovial, lieb, nett, liebenswürdig, sympathisch
leidenschaftlich	gefühlsbetont, emotional, romantisch
emphatisch	ausdrucksstark, begeistert, energisch, entschlossen, entschieden, inständig, kraftvoll
ehrlich	aufrecht, fair, aufrichtig, vertrauenswürdig, zuverlässig, wahrhaftig, glaubwürdig , loyal
ehrgeizig	eifrig, fleißig, strebsam
religiös	gläubig, fromm, glaubensstark
schüchtern	gehemmt, zurückhaltend, scheu, unsicher, nicht zutraulich
traurig	bedrückt, betrübt, depressiv, gebrochen, niedergeschlagen, verzagt, deprimiert, trübsinnig
schnell	flugs, rasch, rasend, flink, flott
schön	attraktiv, anziehend, hübsch, fesch, betörend, apart, ansprechend
langsam	gemächlich, bedächtig, geruhsam, gemütlich, kriechend, ruhig, zäh, behäbig, träge, lethargisch
verliebt	liebestoll, vernarrt, zugetan, verrückt nach, verschossen, verknallt
zimperlich	dünnhäutig, leicht verletzbar, verwundbar, überempfindlich, weinerlich, zartbesaitet
stark	kraftvoll, kräftig, kernig, robust, belastbar, unempfindlich, hart, widerstandsfähig, korpulent
reich	vermögend, wohlhabend, gut situiert, bemittelt, begütert
wichtig	bedeutend, bedeutsam, maßgeblich, gewichtig, von großer Tragweite, essenziell, signifikant
spannend	aufregend, faszinierend, fesselnd, mitreißend, interessant, atemberaubend
alltäglich	gewöhnlich, normal, üblich, durchschnittlich, banal, profan
skurril	absonderlich, ausgefallen, befremdend, eigenartig, bizarr, komisch, originell, seltsam
originell	einmalig, beispiellos, außergewöhnlich, ohnegleichen, unvergleichlich
tauglich	brauchbar, dienlich, einsetzbar, befähigt, nützlich, praktikabel
spaßig	amüsant, belustigend, lustig, witzig, humorvoll
charakteristisch	eigen, bezeichnend, spezifisch, eigentümlich, unverkennbar, unverwechselbar
effektiv	erfolgreich, förderlich, fruchtbar, geeignet, lohnend, nachhaltig, wirksam, effizient von Nutzen, hilfreich, konstruktiv

Kopiervorlage 3: Wie heißt das Gegenteil

Kopiervorlage 3: Wie heißt das Gegenteil

gut	schlecht
schmutzig	sauber
lang	kurz
rau	glatt
dick	dünn
schräg	gerade
alt	jung
bunt	uni
schön	hässlich
schnell	langsam
charmant	garstig
hoch	tief
voll	leer
oben	unten
kalt	warm
weiß	schwarz
klein	groß
rund	eckig
teuer	billig
rechts	links
nass	trocken
reich	arm
weich	hart
zu	offen
wolkig	sonnig
hungrig	satt
laut	leise
traurig	froh
flüssig	fest

Kopiervorlage 4: Verbinde A zu 1 / B zu 2

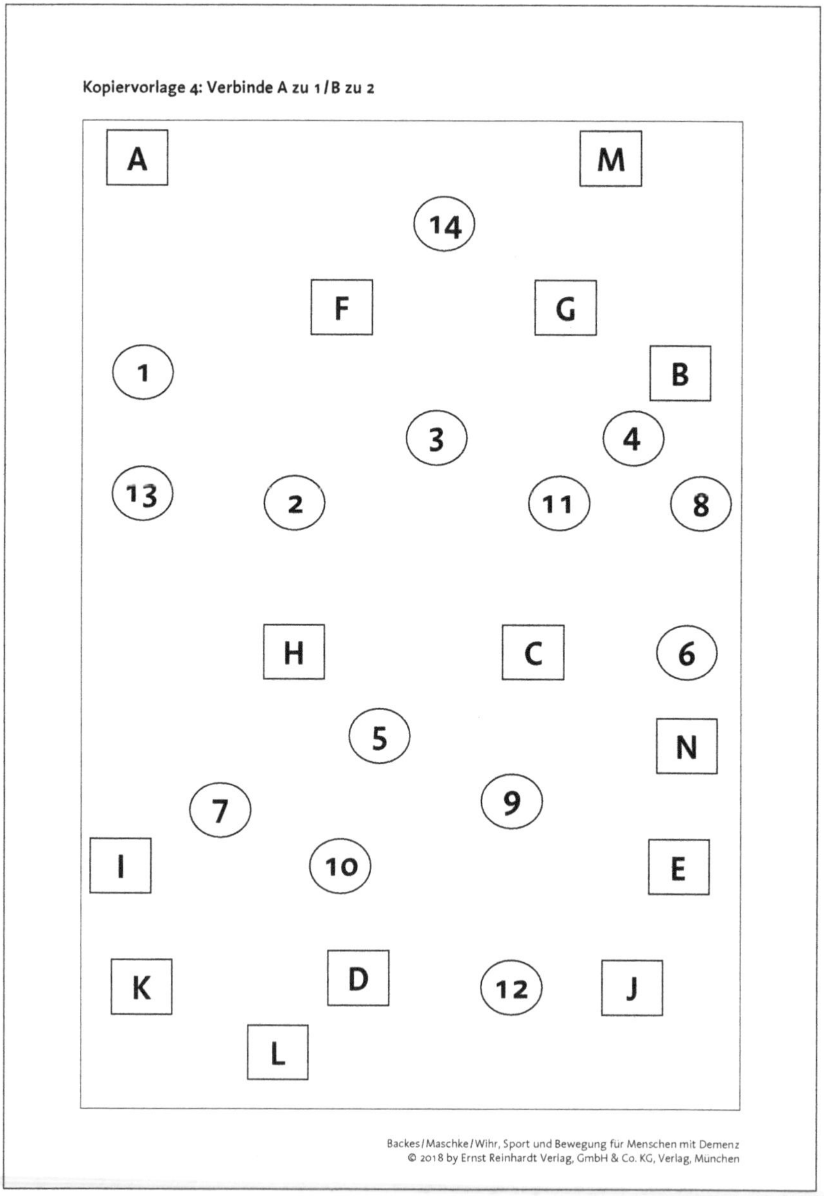
Kopiervorlage 4: Verbinde A zu 1 / B zu 2

Kopiervorlage 5: Rechnen und Sätze bilden

Kopiervorlage 5: Rechnen und Sätze bilden

Bilde Sätze mit den Buchstaben	Berechne die Quersumme
I W I A K	12345678
D S S W H	49752182
B K H W V F	64739624
E I S D W U H T	39741893
G H I M S G	18743895
I U H D E M S	87431886
D S M B B U V F	58973459
D K I G S I S	24686542
C J M T A D M	13579816
M V I E S M	34956743

Kopiervorlage 6: Zahlen streichen

Kopiervorlage 6: Zahlen streichen

Streiche die Zahlen in absteigender Reihenfolge durch, beginne mit der Zahl 22!

7	10	4	
22	11	20	16
14	1	21	6
8	19	2	18
17	15	9	12
3	13	5	

Kopiervorlage 7: Rechentraube

Kopiervorlage 7: Rechentraube

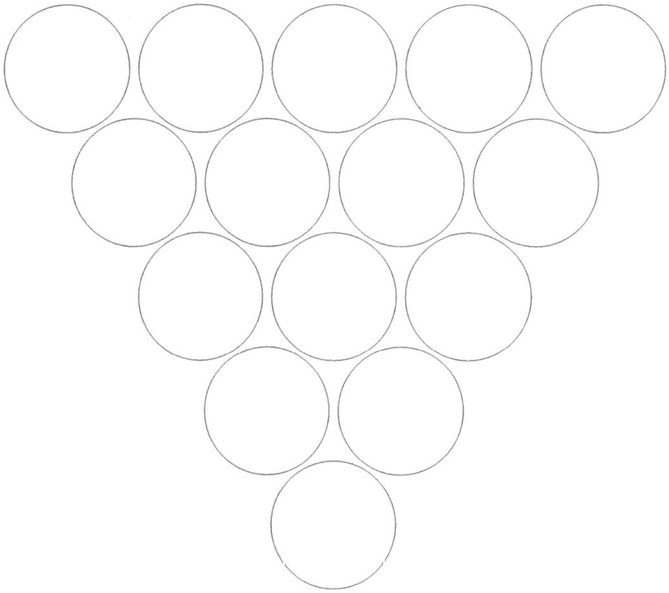

Kopiervorlage 8: Stadt Land Fluss

Kopiervorlage 8: Stadt Land Fluss

Stadt	
Land	
Fluss	
Instrument	
Frucht	
Pflanze	
Tier	
Beruf	

Kopiervorlage 9: Wortpaare

Kopiervorlage 9: Wortpaare

Über Stock und	Stein
Katz und	Maus
Hammer und	Meißel
In Wind und	Wetter
Mit Rat und	Tat
Himmel und	Hölle
Hopfen und	Malz
Mit Sack und	Pack
Mit Pauken und	Trompeten
Lug und	Trug
Kind und	Kegel
In Schnee und	Eis
Ohne Rast und	Ruh
Mit Pfeil und	Bogen
Stadt und	Land
Land und	Leute
Schuld und	Sühne
Blitz und	Donner
Mit Feuer und	Schwert
In Grund und	Boden
In Saus und	Braus
In Bausch und	Bogen
Mit Sang und	Klang
Außer Rand und	Band

Kopiervorlage 10: Begriffe mit M, S, R

Kopiervorlage 10: Begriffe mit M, S, R

M	
Was wird im Radio gespielt?	Musik
Wonnemonat	Mai
Esskastanien	Maronen
großes Gewässer	Meer
Fruchtaufstrich	Marmelade
nimmt zu und ab	Mond
anderer Begriff für dick	mollig
früh am Tag	morgens
wird von Bierbrauern verwendet	Malz
gehört in jeden Teig	Mehl
Autobahngebühr	Maut
Landeshauptstadt von RLP	Mainz
Helfer am Altar	Messdiener
Mutter von Jesus	Maria
schwäbische Spezialität	Maultaschen
S	
Wo kann man viel schwitzen	Sauna
strahlt immer	Sonne
gehört zum Meer	Sand
Verkehrswege	Straße
heißes Mittagsmahl	Suppe
Teil des Gesichts	Stirn
sehr hartes Metall	Stahl
Regenschuhe	Stiefel
braucht man beim Hausbau	Steine

S	
benutzt man zum Waschen	Seife
verwendet man in der Küche	Salz
grunzendes Tier	Schwein
isst man zu Würstchen	Senf
fällt im Winter	Schnee
braucht man zum Wintersport	Skier
macht man im Chor	singen
R	
scheues Tier	Reh
so leben Wölfe	Rudel
Wassersport	Rudern
gepflegte Grasfläche	Rasen
in Urlaub fahren	Reisen
eine der vier Grundfarben	rot
Dinge die übrig bleiben	Reste
braucht man zum Schlafen	Ruhe
sieht man oft nach einem Gewitter	Regenbogen
fallt vom Himmel	Regen
Blumen der Liebe	Rosen
größter Fluss Deutschlands	Rhein
getrocknete Trauben	Rosinen
Schutzhülle des Baumes	Rinde
Form eines Balles	rund

Kopiervorlage 11: Analogien

Kopiervorlage 11: Analogien

alt passt zu neu	wie dick zu dünn
Apfel passt zu Baum	wie Traube zu Rebstock
Mond passt zu Nacht	wie Sonne zu Tag
Pflanzen passt zu Garten	wie Tiere zu Zoo
Nadel passt zu Fichte	wie Blatt zu Eiche
morgen passt zu Zukunft	wie gestern zu Vergangenheit
rot passt zu Liebe	wie grün zu Hoffnung
Töne passen zu Musik	wie Wörter zu Sprache
Kohle passt zu Bergwerk	wie Holz zu Wald
Licht passt zu Augen	wie Schall zu Ohren
Anfang passt zu Ende	wie Start zu Ziel
Bett passt zu liegen	wie Stuhl zu sitzen
Deutschland passt zu Berlin	wie Dänemark zu Kopenhagen
Junge passt zu Mann	wie Mädchen zu Frau
Auto passt zu Straße	wie Zug zu Schiene
Butter passt zu Milch	wie Wurst zu Fleisch
Friseur passt zu Schere	wie Schmied zu Amboss
Wasser passt zu flüssig	wie Eisen zu fest
Baum passt zu Wurzeln	wie Haus zu Fundament
Dienstag passt zu Mittwoch	wie Mai zu Juni
Brot passt zu Bäcker	wie Torte zu Konditor
Nacht passt zu dunkel	wie Tag zu hell
Gemälde passt zu Galerie	wie Musik zu Konzerthaus
Tomate passt zu rot	wie Gurke zu grün
Rucksack passt zu Rücken	wie Koffer zu Hand
Treppe passt zu Fitness	wie Aufzug zu Bequemlichkeit
Sonne passt zu Solarzellen	wie Luft zu Windrad
Garage passt zu Auto	wie Hafen zu Schiff
Stuttgart passt zu Mercedes	wie Wolfsburg zu VW

Sachregister